国家临床重点专科项目经费支持

高原急诊护理手册

主 编 魏长云 拉 片

U0255702

中国协和医科大学出版社
北 京

图书在版编目（CIP）数据

高原急诊护理手册 / 魏长云, 拉片主编. -- 北京：中国协和医科大学出版社，2025. 1. -- ISBN 978-7-5679-2457-4

Ⅰ. R473.5-62

中国国家版本馆CIP数据核字第2024X0B980号

主　　编　魏长云　拉　片
责任编辑　沈冰冰
封面设计　邱晓俐
责任校对　张　麓
责任印制　黄艳霞
出版发行　**中国协和医科大学出版社**
　　　　　（北京市东城区东单三条9号　邮编100730　电话010-65260431）
网　　址　www.pumcp.com
印　　刷　三河市龙大印装有限公司
开　　本　710mm×1000mm　　1/16
印　　张　14.75
字　　数　270千字
版　　次　2025年1月第1版
印　　次　2025年1月第1次印刷
定　　价　85.00元

编者名单

主　　审　吴　东　朱华栋　洛桑次仁

名誉主编　郭　娜　嘎　多　李　凡　杨晓平

主　　编　魏长云　拉　片

副主编　皮海辰　扎西拉姆　朵局坚增　仓木啦　杨　芳

编　　者　（按姓名首字笔画排序）

土旦桑姆　西藏自治区人民医院

马　　俊　北京协和医院

王　　辉　北京协和医院

扎西拉姆　西藏自治区人民医院

扎西顿珠　西藏自治区人民医院

仓木啦　西藏自治区人民医院

乐云逸　北京大学第三医院

永忠巴姆　西藏自治区人民医院

尼玛央珍　西藏自治区人民医院

尼玛加布　西藏自治区人民医院

尼玛琼达　西藏自治区人民医院

皮海辰　北京大学第一医院

朱雪蛟　西藏自治区人民医院

向　　添　西藏自治区人民医院

朵局坚增　西藏自治区人民医院

杨　　芳　西藏自治区人民医院

吴小凤　西藏自治区人民医院

吴金金　西藏自治区人民医院

何正林　西藏自治区人民医院

阿久曲珍　西藏自治区人民医院

拉　　片　西藏自治区人民医院
拉巴曲宗　西藏自治区人民医院
周　　全　西藏自治区人民医院
周　　健　西藏自治区人民医院
周　　婷　西藏自治区人民医院
美　　多　西藏自治区人民医院
索珍啦　西藏自治区人民医院
普布卓嘎　西藏自治区人民医院
德　　吉　西藏自治区人民医院
魏长云　北京协和医院

序

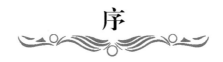

　　自1994年中共中央召开第三次西藏工作座谈会以来，对口援藏工作已走过30年的光辉历程。2015年起，中共中央组织部牵头、国家卫生健康委组织实施医疗人才"组团式"援藏工作，北京协和医院作为牵头医院对口支援西藏自治区人民医院。目前，已有9批近300位医疗队队员接力援藏，支撑起西藏自治区人民医院大病兜底、300多种大病不出藏的底气。西藏自治区人民医院的五大中心建设取得实质性进展，挂牌国家标准版胸痛中心、国家高级卒中中心建设单位，成为中国创伤救治联盟创伤救治中心建设单位，危重孕产妇救治中心、危重新生儿救治中心通过自治区复审。以西藏自治区人民医院为牵头单位的医联体，筑起高原人民生命的安全线。

　　急诊工作在医疗体系中占据着极其重要的地位，当人们遭遇严重的疾病、外伤或者其他危及生命状况时，急诊室往往是他们第一个并且最重要的求助点。急诊护士是医疗救护的前线战士，他们面对的往往是各种紧急、危重的情况，工作繁重、任务艰巨、随机性强，需要具备过硬的技术和高度的责任感。自援藏工作以来，北京协和医院已有近20位护理骨干进藏开展工作，西藏自治区人民医院的护理工作不断地规范化、制度化。为更好地凝练高原地区急诊常见病的护理经验，梳理急救工作的救护流程，进一步推动高原地区急诊护理工作的同质化，北京协和医院与西藏自治区人民医院的护理同道们携手编写了本书。两院同道们从准备、酝酿、起草到定稿，多次沟通、精心修改，确保了本书的编写质量。希望这本书能够成为您可靠的工作伙伴，陪伴您走过每一个充满挑战的日夜，让更多的生命得到帮助和保护。

2024年1月

前　言

　　护理工作是医疗卫生事业的重要组成部分。为适应护理学科的发展，满足现代护理学的临床需求，提高护理人员的技术水平和工作效率，保证护士临床工作的准确性及技术操作的安全性，我们编写了这本《高原急诊护理手册》。这是一部为急诊护士量身定制的实用指南，旨在提供最直接、最实用的操作指导和理论知识。书籍内容涵盖常见急危重症的急救处理、操作技术及院前急救等多个方面，帮助护士们在压力巨大的环境下，也能迅速作出正确的判断，维护患者的生命安全。无论您是新入行的护士，还是已经在急诊室工作多年的护士，都将从本书中找到有价值的信息。

　　本书不仅会帮助你更好地理解各种疾病和治疗策略，还会教会你如何保持专业素养，以及最重要的始终坚守护士的最高职责——保护患者的生命。我们想就此表达对所有致力于急诊护理工作的护士们的尊重和敬意。你们的责任重大，任务艰巨，但你们的工作不仅保护了无数人的生命，也给了他们希望。真诚希望本书能有助于护理同道，为护理事业的发展作出贡献。

　　感谢各级领导对本书的高度重视和支持。感谢各位编者在本书编写过程中付出的努力，高效完成编写任务。

　　鉴于本书编者学识、能力有限，难免存在不妥和疏漏之处，敬请广大读者批评指正。

编　者

2024年1月

目　录

第一章 常见急症患者的急救护理

第一节 高原反应患者的急救护理

随着人民生活水平的日益提高，去往高原旅居生活的人群不断增多，进入高海拔地区时，机体为适应海拔升高伴随的气压、含氧量降低而出现相关病理性反应，即为高原反应。

一、定义

高原反应指由平原进入高原或由高原进入更高海拔地区后，机体发生的一系列高原性缺氧应激反应。常见症状主要有头晕、头痛、恶心、呕吐、疲乏等，若不及时处理，严重者可发展为高原脑水肿或高原肺水肿。急性高原反应的发病率与上山速度、海拔高度、停留时间及个人体质等有关。

二、临床表现

1. 呼吸系统　患者出现不同程度的呼吸困难、呼吸急促、头晕、乏力，如不能及时控制则可发展为高原肺水肿。
2. 神经系统　头痛是最常见的症状，常为前额和双颞部跳痛，夜间或早晨起床时疼痛加重，还有失眠、多梦、耳鸣、眩晕、精力不集中、判断能力下降等，如不及时救治会出现意识模糊、嗜睡、昏睡，甚至发展为高原脑水肿。
3. 消化系统　表现为消化不良、食欲减退、腹胀，严重者有恶心、呕吐，甚至腹痛。
4. 循环系统　表现为心率加快、心悸、自感虚弱疲劳等。

三、治疗原则

一般不需要特殊治疗，大部分患者经1～2天休息后可自愈。让患者保持良好的心态，避免精神过度紧张和恐惧，同时注意防寒保暖，并在初入高原低氧环境的两天内避免剧烈活动及重体力劳动，若条件允许宜采用持续性低流量吸氧，氧流量1～2L/min。

对于无法适应的患者，症状有所缓解后建议转低海拔地区，避免发生更严重的高原病。

四、护理措施

1. 活动与休息　休息是高原反应重要的治疗措施。过度活动可增加机体的氧耗，加重症状。轻型患者要减少活动量，充分休息；中、重型患者应卧床休息。

2. 心理护理　人们因为对高原反应知识的缺乏，当发生高原反应时易产生恐惧心理，加之呼吸困难等症状出现，更容易产生焦虑、抑郁、不安的情绪。因此护士应主动关心、安慰患者，讲解急性高原反应相关的知识，消除患者恐惧心理，使其以最佳的心理状态积极配合治疗及护理。

3. 饮食护理　告知患者初入高原应选择清淡、易吸收的高营养食物，以碳水化合物为主，可少量多餐，禁止饮酒。同时，高原地区气候干燥，应适当补充水分及维生素。适应高原环境后，可再进行饮食调整。

4. 吸氧护理　依据患者病情正确选择供氧装置，调节氧流量，观察患者呼吸困难改善情况，判断有无出现氧中毒现象，并定期监测患者血氧饱和度，宣教用氧的注意事项。

五、健康宣教

1. 疾病知识指导　帮助患者正确认识急性高原反应，保证良好心态及乐观情绪，避免受凉、疲劳、呼吸道感染等常见的发病诱因。

2. 就医指导　当出现严重的高原反应且症状无法缓解时，患者应该及时就诊。

3. 活动指导　嘱患者多卧床休息，少活动少说话，慢走路忌跑动，避免劳累熬夜，尽量减少氧的消耗，待机体适应环境后可适当增加活动量。平时加强身体锻炼，使自身能更好地适应高原环境。

4. 氧疗指导　在条件允许下可以适当地进行低流量吸氧。吸氧会减轻不适症状，且不会产生依赖。

第二节　呼吸困难患者的急救护理

呼吸困难是心肺疾病或癌症患者报告的最常见和致残的症状之一。据统计，多达1/4的门诊患者和1/2的急诊患者存在呼吸困难，其是慢性呼吸系统疾病最常见的症状。呼吸困难与机体功能受损、健康相关生活质量低、焦虑和抑郁增加、住院和死亡风险增加等密切相关。

一、定义

呼吸困难是呼吸时有异常的不舒适感，患者主观上感觉空气不足、呼吸费力，客观上可有呼吸频率、节律与深度的改变，以及辅助呼吸肌参与呼吸运动等。呼吸困难可能由多种原因引起，如肺部疾病、心脏疾病、中毒、神经肌肉疾病等。常见的呼吸困难类型包括吸气性呼吸困难、呼气性呼吸困难和混合性呼吸困难。

二、分类

呼吸困难可以根据不同的原因和表现进行分类，以下是常见的几种分类方法。

1. 根据病因分类

（1）肺源性呼吸困难：由呼吸系统疾病引起，如肺炎、哮喘、慢性阻塞性肺疾病等。

（2）心源性呼吸困难：由心脏疾病引起，如心力衰竭、心包积液等。

（3）中毒性呼吸困难：由中毒物质引起，如一氧化碳中毒、有机磷农药中毒等。

（4）血源性呼吸困难：由贫血等原因引起，如严重缺铁性贫血、地中海贫血等。

（5）神经肌肉性呼吸困难：由神经肌肉疾病引起，如重症肌无力、吉兰－巴雷综合征等。

2. 根据呼吸困难的表现分类

（1）吸气性呼吸困难：表现为吸气费力，常见于气管异物、喉头水肿、肿瘤等引起的上呼吸道狭窄、梗阻等。

（2）呼气性呼吸困难：表现为呼气费力，常见于下呼吸道梗阻或痉挛，如支气管哮喘、阻塞性肺气肿等。

（3）混合性呼吸困难：吸气和呼气都感到费力，常见于重症肺炎、肺不张等。

3. 根据病程分类

（1）急性呼吸困难：呼吸困难持续数小时至数日，常见于急性肺炎、急性肺损伤等。

（2）慢性呼吸困难：呼吸困难持续4周以上，常见于慢性阻塞性肺疾病、哮喘等。

需要注意的是，以上分类方法并不是互相排斥的，同一个患者可能同时存在多种类型的呼吸困难。在实际临床工作中，医师会根据患者的具体情况进行分类和诊断。

三、临床表现

1. 呼吸频率和深度的改变　患者可能会表现出呼吸频率加快或减慢，呼吸深度增加或减少，甚至出现呼吸暂停或过度呼吸。

2. 呼吸节律的改变　正常的呼吸节律应该是平稳、规律的。呼吸困难的患者可能会出现潮式呼吸、间停呼吸等异常节律。

3. 辅助呼吸肌的参与　为了补偿呼吸肌的力量不足，患者可能会出现胸廓扩张、腹壁收缩等辅助呼吸肌的参与。

4. 呼吸困难的感觉　患者主观上感到空气不足、呼吸费力，甚至无法正常呼吸。

5. 面色和口唇的变化　呼吸困难严重时，患者可能会出现面色、口唇发绀等症状。

6. 神经系统表现　呼吸困难患者可能会出现头痛、头晕、意识障碍等症状。

7. 心血管系统表现　呼吸困难患者可能会出现心悸、胸痛、血压升高等症状。

四、治疗原则

1. 确定病因　首先需要明确引起呼吸困难的具体病因，如肺部疾病、心脏疾病、中毒、神经肌肉疾病等。对于急性呼吸困难，需要密切观察病情的变化，及时进行相关检查，以确定病因并给予相应治疗。

2. 体位　采取半卧位或端坐位，以减轻呼吸困难。因为该体位有利于膈肌活动，使肺活量比平卧位时增加10% ～ 30%。

3. 保持呼吸道通畅　对于呼吸困难患者，保持呼吸道通畅是最基本的治疗措施。包括纠正体位，清除呼吸道分泌物、异物和痰液等。对于严重的呼吸困难患者，可能需要进行人工气道建立、机械通气等治疗。

4. 对症治疗　根据呼吸困难的类型和病因，给予相应的对症治疗。例如，对于哮喘引起的呼吸困难，给予支气管舒张剂、抗炎药物等治疗；对于肺炎引起的呼吸困难，给予抗生素、抗感染药物等治疗。

5. 氧疗　对于缺氧的患者，给予氧疗是非常重要的治疗措施，包括鼻导管吸氧、面罩吸氧、机械通气等。氧疗可以纠正缺氧，改善呼吸困难症状。

6. 调节体液平衡　对于伴有水肿或肺水肿的患者，需要合理调节体液平衡。根据患者情况，可能需要限制液体入量、给予利尿药等治疗。

7. 康复治疗　对于慢性呼吸困难患者，在药物治疗的同时还需要进行康复治疗，包括呼吸锻炼、氧疗、心理治疗等，以提高患者的生活质量。

五、护理措施

1. 保持呼吸道通畅　对于呼吸困难者，保持呼吸道通畅非常重要。包括协助患者翻身、拍背，及时清除呼吸道分泌物，保持室内空气清新等。

2. 给予氧疗　根据患者情况，给予适当的氧疗，包括鼻导管吸氧、面罩吸氧、机械通气等。氧疗可以纠正缺氧，改善呼吸困难症状。

3. 观察病情变化　密切观察患者的呼吸频率、深度、节律等，及时发现病情的变化，并报告医师。

4. 保持体位舒适　根据患者情况，协助患者采取舒适的体位，如半坐位、端坐位等，以减轻呼吸困难症状。

5. 饮食护理　对于呼吸困难患者，应给予清淡、易消化的饮食，少量多餐。避免辛辣、油腻等刺激性食物，以免加重胃肠道负担。

6. 心理护理　呼吸困难患者可能会产生焦虑、紧张等情绪，需要给予心理支持，安慰患者，帮助患者树立信心。

7. 健康教育　向患者及家属讲解呼吸困难的病因、治疗方法和护理措施，以提高患者及家属对疾病的认识，使其配合治疗和护理。

8. 定期随访　对于慢性呼吸困难患者，需要定期随访，评估病情变化，调整治疗和护理方案。

六、健康宣教

1. 疾病知识教育　向患者及家属讲解呼吸困难的病因、发病机制、病程、预后等，使患者及家属对疾病有正确的认识。

2. 治疗知识教育　向患者及家属介绍呼吸困难的治疗方法，包括药物治疗、氧疗、康复治疗等，并解释各种治疗方法的原理、作用和可能出现的副作用，帮助患者及家属了解治疗过程中的注意事项。

3. 护理知识教育　向患者及家属讲解呼吸困难的护理措施，包括保持呼吸道通畅、给予氧疗、观察病情变化、饮食护理、心理护理等，指导患者及家属在家庭中进行正确的护理。

4. 健康生活方式教育　教育患者及家属养成良好的生活习惯，如戒烟限酒、避免吸入有害烟雾和刺激性气体、加强锻炼等，以预防呼吸困难的发作。

5. 心理支持教育　呼吸困难患者可能会产生焦虑、紧张等情绪，需要给予心理支持与安慰，树立信心。

6. 定期随访教育　对于慢性呼吸困难患者，需要定期随访，评估病情变化，调整治疗和护理方案。向患者及家属讲解定期复查的重要性，并提醒患者按时就诊。

第三节　血气胸患者的急救护理

近年来，随着中国交通事业和工业的飞速发展，由意外创伤导致的肋骨骨折的发生率不断增加。多根、多处肋骨骨折的患者因缺乏前后端支持出现胸廓软化，不仅会损伤胸腔，引起血气胸，同时会阻碍血液回流，造成循环功能障碍导致急性肺水肿、失血性休克、急性呼吸窘迫综合征等，严重威胁患者的生命安全。

一、定义

血气胸指胸腔内出现血液和气体，即血胸与气胸同时存在。创伤性血气胸多发于胸部创伤后，多数是因胸壁损伤、心脏损伤、胸内血管损伤、膈肌损伤、肺组织裂伤等导致胸腔内积血而引起的。该病通常表现为突然出现的胸痛、胸闷、气促、呼吸困难等症状，严重者出现呼吸衰竭、休克，甚至引发死亡。如果进行积极治疗可以被治愈，但要注意如果病因未及时解除时，血气胸可能存在再次复发的风险。

二、分类

根据血气胸的发病原因，可以分为三类。

1. 自发性血气胸　肺内压力突然升高导致肺泡破裂，气体通过裂孔进入胸腔，可造成自发性气胸。破裂的肺组织本身可出血，另外自发性气胸引起肺压缩时可牵拉粘连带，致粘连带撕裂，粘连带中的小动脉破裂出血，造成自发性血气胸。

2. 创伤性血气胸　胸部外伤造成的胸膜腔积血、积气。

3. 医源性血气胸　针灸等有创治疗偶然可导致血气胸。另外，胸部手术几乎都会导致部分血气胸，但都在可控范围内，很快即可恢复。

三、临床表现

1. 呼吸困难　患者常有胸闷、呼吸急促、呼吸困难等表现，严重者还会出现口唇发绀、不能平卧等症状。

2. 胸痛　如果是自发性气胸的患者，通常在腹部压力突然增加后出现胸痛，且多为剧烈、尖锐样疼痛，创伤性气胸的患者会在胸廓外伤之后出现。

3. 咯血　如果出现肺组织粘连带撕裂，会出现血液通过咳嗽从口腔排出的表现。

四、治疗原则

血气胸的治疗方式根据患者出血量的多少决定。如果是少量自发性血气胸，通常不用手术治疗，可自行吸收；如果是严重的血气胸，建议手术治疗。该病的治疗可以选择药物治疗、胸腔穿刺和胸腔闭式引流等。

1. 药物治疗

（1）强心苷：如果出现心力衰竭，可以考虑使用地高辛等强心药，以达到促进心脏收缩，减少心悸、出汗、头晕等症状的出现。

（2）抗生素：如果合并肺部感染或感染性血胸，建议使用抗感染药物，如头孢唑林钠、头孢哌酮等。

（3）补液：如果出血量较大，应进行静脉补液，以防止休克的发生。同时配血，必要时进行输血。如果出血量大，可能需要急诊手术止血治疗。

（4）镇痛药：如果合并胸骨骨折，可适当给予镇痛药物，如双氯芬酸钠缓释胶囊、布洛芬缓释胶囊等。

（5）止血药：适合出血的患者使用，以减轻胸腔内出血，如去氨加压素。

2. 手术治疗

手术方式的选择根据患者病情的平稳与否决定。

（1）电视辅助胸腔镜手术：如果胸腔内出现大量积气、积血，但病情还相对平稳，首选该手术方式，可彻底清除胸腔积血。

（2）开胸手术：积气、积血量持续增加或发现大量血气胸时，或者情况十分紧急又不适合进行电视辅助胸腔镜手术时适用开胸手术。

3. 其他治疗

（1）胸腔闭式引流：中量以上血气胸的患者要及时行胸腔闭式引流。建议出血量在500～1000ml、肺部被压缩30%～50%的患者，尽早行胸腔闭式引流，排除胸腔内积气和积血，释放肺组织的压迫，促进肺复张。

（2）胸腔穿刺：出血量500ml以下、肺部被压缩30%以下的患者，可直接抽取胸腔内气体和血液，以减轻肺组织和心脏遭受的压迫。

五、护理措施

（1）必须严密观察患者的生命体征，尤其是呼吸与血压的情况。如果出现呼吸较前急促或者血压进行性下降，有可能是血气胸进行性加重，必须紧急处理。

（2）如果留置有胸腔闭式引流管，必须观察引流管的通畅情况及定期记录引流量。

（3）注意休息，避免轻易下床，减少剧烈运动，避免高强度劳动。

（4）日常生活中要注意饮食清淡，忌食辛辣刺激、油腻的食物。多食用高热量、高蛋白的高营养食物。

（5）注意采取半卧位，以便于呼吸及术后引流，遵医嘱进行适当活动，但要注意避免剧烈运动，避免抬举重物、屏气等动作。

（6）保持规律的排便习惯，避免用力排便。建议适当进食富含纤维素的食物，如胡萝卜、香蕉等。如果超过2天没有排便，可适当使用通便药物。

（7）遵医嘱正确、规律地用药，如果在服药后出现不良反应，如胃肠道反应、皮肤反应、发热等，建议及时向医师报告。

（8）术后注意保持伤口的清洁干燥，保持引流管通畅，避免挤压。

六、健康宣教

（1）患有慢性肺炎、慢性支气管炎、哮喘等肺部疾病的人群，应积极预防和治疗原发病。

（2）有吸烟习惯的人群应积极戒烟，可考虑尼古丁替代疗法，使用尼古丁贴剂、舌下含片等方法。

（3）使用机械通气辅助呼吸的患者建议尽早锻炼，争取恢复自主呼吸功能。

（4）长期从事重体力劳动的人群，建议一定程度上降低劳动强度，增加休息时间。

（5）既往患有气胸的患者，应避免剧烈的活动或运动，如抬举重物、潜水等。

第四节 颅脑损伤患者的急救护理

颅脑损伤多因外力作用直接或间接损伤头部所致，为外科急危重症疾病之一，具有较高病死率和致残率，发病后患者会出现咳嗽反射减弱、呼吸功能异常等症状，严重者甚至无法自主排出呼吸道分泌物，需要进行气管切开治疗，增加住院感染发生率。

一、定义

颅脑损伤包括头皮损伤、颅骨骨折和脑损伤，三者可单独或合并存在。其发生率占全身损伤的15%～20%，仅次于四肢损伤，多见于交通和工矿作业事故、锐器、跌落、自然灾害等。颅脑损伤可能导致头痛、呕吐、意识障碍、瞳孔反射异常、肢体活动能力受限等症状，严重时甚至危及生命。

二、分类及临床表现

1. 根据损伤程度和表现分类

（1）轻型颅脑损伤：伤势较轻，主要表现为头痛、头晕、恶心、呕吐等症状，意识通常清楚。可伴有脑震荡、脑挫裂伤等。

（2）中型颅脑损伤：伤势较重，主要表现为意识障碍，清醒度降低。可伴有脑挫裂伤、脑水肿、颅内血肿等。

（3）重型颅脑损伤：伤势严重，患者出现深度意识障碍，甚至昏迷。可伴有脑干损伤、弥漫性轴索损伤等。

2. 根据受伤机制分类

（1）原发性颅脑损伤：指外力直接作用于头颅的一瞬间造成的颅脑损伤，包括脑震荡、脑挫裂伤、弥漫性轴索损伤和原发性脑干损伤等。

（2）继发性颅脑损伤：指外力直接作用于头颅后的一定时间内出现的颅脑损伤，包括脑水肿、颅内血肿、脑肿胀、脑缺血及颅内压增高等。

三、并发症

1. 颅内感染　由于颅骨破损或手术等原因，外界的细菌可能入侵颅内，引发局部感染或脑膜炎。

2. 颅内出血　头部受到外力作用时，血管可能断裂或挫伤，导致颅内出血，出血部位可能在脑室、蛛网膜下腔和脑实质等处。

3. 脑水肿　颅脑损伤后，脑组织可能出现炎症等反应，导致脑细胞产生液体，使脑组织肿胀，从而导致颅内压增高。

4. 脑积水　指脑脊液分泌受到损害、脑室梗阻、扩张或慢性阻塞所引起的病理现象。常见于新生儿室管未闭、颅内感染后以及颅骨裂隙、水肿压迫引起的脑室系统梗阻等。

5. 脑功能障碍　颅脑损伤后，患者可能会出现失眠、易怒、孤僻、情绪不稳定、记忆力减退、注意力减退等，甚至发生心理障碍和认知障碍。

6. 呼吸系统并发症　颅脑损伤可能导致呼吸中枢受损，患者出现呼吸困难、呼吸衰竭等。

7. 循环系统并发症　颅脑损伤可能导致血压不稳定、心律失常等。

8. 视力障碍　颅脑损伤可能导致视力下降、视神经损伤等症状。

9. 听力障碍　颅脑损伤可能导致听力下降、耳聋等症状。

这些并发症可影响患者的生活质量和预后，因此在治疗颅脑损伤时需要密切关注患者的病情变化，及时发现并处理并发症。

四、治疗原则

1. 挽救生命　对于危重患者，首先要确保呼吸道通畅，维持呼吸和循环稳定，及时进行心肺复苏和必要的生命支持措施。

2. 评估病情　对颅脑损伤患者进行全面评估，包括了解受伤机制、部位、程度及合并症等，为制订治疗方案提供依据。

3. 降低颅内压　对于颅内压增高的患者，需要及时采取降颅压措施，如脱水、利尿、高渗药物治疗等，以减轻脑组织水肿，降低颅内压。

4. 控制脑水肿 对于脑水肿患者，可以使用脱水药物、糖皮质激素、高渗药物等来控制脑水肿，降低颅内压。

5. 预防感染 对于开放性颅脑损伤，需要预防感染，及时清创、缝合伤口，并使用抗生素治疗。

6. 康复治疗 对于病情稳定的患者，早期开始康复治疗，包括肢体活动、语言训练、认知功能恢复等，以提高患者的生活质量。

7. 心理支持 为患者提供心理支持，帮助患者适应伤残，重建信心，重返社会。

8. 药物治疗 根据患者具体情况，给予抗癫痫、镇静、镇痛等药物治疗。

9. 定期随访 对颅脑损伤患者进行定期随访，以评估病情变化，调整治疗方案。

需要注意的是，颅脑损伤患者的治疗原则因个体差异而异，需根据患者具体情况制订治疗方案。在治疗过程中，应密切观察患者病情变化，及时调整治疗措施。

五、护理措施

1. 监测生命体征 密切观察患者的呼吸、心率、血压和体温等生命体征，及时发现并处理异常情况。

2. 保持呼吸道通畅 确保患者呼吸顺畅，必要时进行气管插管或气管切开，预防窒息。

3. 控制颅内压 密切监测颅内压，根据情况采取降颅内压措施，如脱水、利尿、高渗药物治疗等。

4. 观察病情变化 密切观察患者的意识状态、瞳孔、肢体活动等情况，及时发现病情变化。

5. 保持营养均衡 给予患者丰富维生素、低盐、低脂、低胆固醇的易消化饮食，保持营养均衡。

6. 预防感染 对开放性颅脑损伤患者，要及时清创、缝合伤口，并使用抗生素治疗，预防感染。

7. 康复治疗 病情稳定后，早期开始康复治疗，包括肢体活动、语言训练、认知功能恢复等，以提高患者的生活质量。

8. 心理支持 为患者提供心理支持，帮助患者适应伤残，重建信心，重返社会。

9. *药物治疗* 根据患者具体情况，给予抗癫痫、镇静、镇痛等药物治疗。

10. *定期随访* 对颅脑损伤患者进行定期随访，以评估病情变化，调整治疗方案。

六、健康宣教

1. *颅脑损伤的病因和危害* 向患者及其家属讲解颅脑损伤的常见原因，如交通事故、跌落、运动伤害等，以及颅脑损伤对患者生活和工作的影响，提高患者对颅脑损伤的认识和预防意识。

2. *颅脑损伤的诊断和治疗* 介绍颅脑损伤的诊断方法，如头颅CT、MRI等，以及其治疗方法，如药物治疗、手术治疗、康复治疗等，使患者了解自己的病情和治疗方案。

3. *颅脑损伤的并发症* 告知患者颅脑损伤可能导致的并发症，如颅内感染、脑水肿、脑积水、神经功能障碍等，让患者了解并发症的预防和处理方法。

4. *康复护理* 让患者及家属了解康复护理的重要性，包括早期康复治疗、心理支持、营养调理等，帮助患者尽快恢复生活自理能力和社会适应能力。

5. *生活方式调整* 建议患者保持良好的作息时间，避免过度劳累、情绪激动、剧烈运动等，以降低颅脑损伤复发的风险。

6. *重返社会* 鼓励患者在病情稳定后积极参与社会活动，建立良好的社会支持系统，帮助患者重返工作岗位，提高生活质量。

7. *定期随访* 告知患者需要定期到医院进行随访检查，以评估病情变化，调整治疗方案。

通过健康教育，颅脑损伤患者可以更好地了解自己的病情，配合医师进行治疗，降低并发症发生的风险，提高生活质量。同时，健康教育也有助于提高患者及其家属对颅脑损伤的认识和预防意识，从而降低颅脑损伤的发生率。

第五节 发热患者的急救护理

发热是临床常见难题之一，患者就诊时多主诉发热，缺乏典型症状和体征。

通常体温＞37.3℃可诊断为发热。

一、定义

发热指机体在致热原作用下，使体温调节中枢的调定点上移而引起的调节性体温升高。

二、常见原因

1. 感染性发热　各种病原体（细菌、病毒、支原体、衣原体、螺旋体、立克次体、寄生虫）引起的急性或慢性、全身性或局灶性感染。常见的呼吸系统、消化系统、泌尿系统、中枢神经系统感染各有其临床特征，伴发热。

2. 非感染性发热　由病原体以外的物质引起的发热。

（1）肿瘤：多数肿瘤可以引起低热或中等程度的发热，少数肿瘤可有高热，如白血病、淋巴瘤、恶性组织细胞增多症、弥漫性肝癌、肾上腺肿瘤。

（2）结缔组织病；多数结缔组织病可以引起发热，如成人斯蒂尔（Still）病、颞动脉炎、风湿热、类风湿关节炎、结节病、干燥综合征、肉芽肿性血管炎、结节红斑等。

（3）药物热：多数在药物使用一段时间后出现，停药后体温恢复正常。

（4）环境相关发热性疾病：热痉挛、热衰竭、热休克。

三、临床表现

一般发热过程包括以下三个时期。

1. 体温上升期　此期特点是产热大于散热。主要表现为乏力、皮肤苍白、干燥无汗、畏寒甚至寒战。体温上升可有骤升及渐升两种方式：骤升指体温突然升高，在数小时内升至高峰，常见于肺炎链球菌肺炎、疟疾等；渐升指体温逐渐升高，在数日内达高峰，常见于伤寒等。

2. 高热持续期　此期特点是产热和散热在较高水平趋于平衡。主要表现为面色潮红、皮肤灼热、口唇干燥、呼吸脉搏加快、头痛、头晕、食欲减退、全身不适、软弱无力。

3. 退热期　此期特点是散热大于产热，体温恢复至正常水平。主要表现为大量出汗，皮肤潮湿。体温下降有骤退和渐退两种方式，骤退常见于肺炎链球菌肺炎、疟疾，渐退常见于伤寒等。体温骤退者由于大量出汗，体液大量丧失，易出现血压下降、脉搏细速、四肢厥冷等虚脱或休克现象，护理中应加强观察。

四、治疗原则

1. 一般治疗原则

（1）注意合理休息，适当补充营养物质、水分及维生素。

（2）对高热者用冰袋或湿毛巾冷敷，或用25%～50%的酒精擦拭四肢、胸背、头颈部以帮助退热。

2. 药物治疗原则

（1）发热是机体的免疫保护机制，其热型有助于原发病因的诊断，故发热病因未明时不可盲目用药，以免延误诊疗。一般在明确诊断并积极治疗病因的同时，可适当应用退热药。

（2）退热药属于对症治疗药物，在临床上要积极寻找引起发热的病因，尽快进行对因治疗。

（3）非感染性疾病或感染已被控制者，如果体温不高（38℃以下），不主张使用退热药；患者只要注意合理休息，配合物理降温，就可以有效地促使体温恢复正常。只有体温较高（39℃以上）且病因一时未明，或发热时间太长，且采取其他措施未能退热时，才考虑及时合理地使用退热药。

（4）对于特定的高风险患者（如成人伴心脏或呼吸功能不全或合并痴呆），发热需要治疗。抑制环氧合酶的药物，如对乙酰氨基酚和非甾体抗炎药（如阿司匹林、萘普生），可有效降低体温。

五、护理措施

1. 降温

（1）物理降温：需要退热时，首选物理降温。其中以酒精、温水擦浴最为常见。也可用冰袋或冰水袋置于前额、腋窝、腹股沟等部位降温。必要时可考虑冰盐水灌肠、冰毯、冰帽等方式。头部降温可保护脑细胞。

（2）药物降温：高热患者能够使用的药物有复方氨林巴比妥药物（安痛定）；高热不退时，还可考虑使用糖皮质激素和地塞米松等。

（3）慎用解热药：心脏病患者、妊娠期妇女、婴幼儿高热等必须采取紧急降温措施，物理降温效果不理想时可以考虑药物退热。常用的有水杨酸盐类和非甾体抗炎药，但应警惕患者大汗而虚脱。

2. 体液管理　能进食者鼓励多饮水，成人每日不少于3000ml。水分能促进毒素的排泄，可以选用糖盐水、淡茶水、多种水果汁等，忌饮用啤酒、浓茶、咖啡。不能进食者需要静脉补液。

3. 治疗效果观察　根据病因治疗和降温措施后，观察体温变化、药物疗效及不良反应，及时跟医师反馈有关情况。

4. 口腔护理　长期发热患者，唾液分泌减少，同步机体抵抗力下降，易引起口腔溃疡和感染，应加强口腔护理，降低并发症。

5. 皮肤护理　高热患者因为新陈代谢增快，在退热过程中大量出汗，要及时更换衣服，保持皮肤清洁、干燥。

6. 安全管理　观察患者有无发生高热惊厥、躁动不安、谵妄等，预防坠床、舌咬伤，必要时加床栏及约束带；观察降温效果，预防治疗造成的低体温。

六、健康宣教

1. 指导感染控制　具有传染性的发热患者，应指导患者不去人员密集的地方，并采用飞沫和接触隔离，如加强通风、佩戴口罩、沟通距离保持1m以上、勤洗手等。疾病传染期，应隔离治疗，降低交叉感染的概率，预防疾病传播和流行。

2. 指导正确的体温测量　院内大部分患者腋温测量；院外少数患者还实行口温及肛温测量（测量部位及注意事项）。

（1）腋温：腋下有汗液会影响精确性，测之前要擦干皮肤，将体温计水银端放在腋窝深处，用上臂将体温计夹紧测10分钟。

（2）口温：勿用牙咬体温计，勿说话，预防体温计滑落或者咬断。一旦咬破体温计，首先清除玻璃碎屑，再口服蛋清液或牛奶，保护消化道黏膜并延缓汞的吸收。若病情允许可进食粗纤维食物，加强汞的排泄。

（3）肛温：禁用于腹泻、直肠或者肛门手术者；心肌梗死患者不宜测肛温，以免刺激肛门引起迷走神经反射，造成心动过缓；插入肛门时勿太用力，防止损伤黏膜。为小儿测量肛温时，将其身体固定，尤其注意固定肛表。

3. 调整环境　根据发热的不同时期，指导患者调整室温、湿度及穿脱衣服等，以利于散热，预防感冒。

4. **指导合理用药** 指导患者遵医嘱用药，并告知用药时的注意事项及药物疗效观察。解热镇痛药给药后需及时补充水分，半小时后复测体温；应用免疫抑制剂患者需预防感染；若药物疗效差，不应加量，及时复诊。

5. **注意休息** 高热患者须卧床休息，减少肌肉活动，降低能量消耗和热量产生。

6. **加强营养** 高热患者能量消耗大，消化功能差，如不是消化系统疾病引起的发热，需给予高热量、高蛋白、富含维生素、口味清淡易于消化的饮食。

第六节　昏迷患者的急救护理

昏迷是一种可危及生命的潜在急诊重症，是患者进入急诊内科治疗的一个重要原因。根据以往的研究，约5%的急诊内科患者出现昏迷。神经系统疾病、中毒性疾病、精神疾病、传染病或代谢性疾病是昏迷的潜在原因。昏迷患者的病死率很高，大部分幸存者可留有长期严重的后遗症。

一、定义

昏迷指人对周围环境及自身状态的识别和察觉能力出现障碍，由脑功能严重障碍引起以意识丧失、运动感觉障碍和反射消失为主的一系列临床表现，大脑皮质和网状结构发生高度抑制的一种状态。昏迷是最严重的意识障碍，即意识丧失，其病情特点是重而复杂、变化快，随时有危及生命的可能，因此必须予以严密全面观察和护理。

二、病因

1. **由大脑病变引起的昏迷** 包括脑血管疾病（如脑出血、脑梗死等）、脑外伤、脑肿瘤、脑炎、中毒性脑病等。

2. **由全身疾病引起的昏迷** 包括酒精中毒、糖尿病酮症酸中毒、尿毒症、肝性脑病、一氧化碳中毒等。

三、临床表现

医学上将昏迷的程度分为以下几种。

1. 轻度昏迷　患者偶有不自主的自发动作。对疼痛刺激有躲避反应或痛苦表现，但不能回答问题或执行简单命令。患者的各种反射（如吞咽反射、角膜反射、咳嗽反射及瞳孔对光反射等）存在，偶可减弱，腱反射存在。同时呼吸、脉搏、血压大多正常。部分患者有尿便潴留或失禁。

2. 中度昏迷　患者自发动作少，对各种刺激均无反应，眼球无转动，脑干反射弱，腱反射存在。有尿便潴留或失禁。生命体征可有改变，并可出现病理反射。

3. 重度昏迷　患者肌张力减低，无任何自主动作，一切反射消失，对外界一切刺激均无反应，可有去大脑强直现象。尿便失禁，偶有尿潴留。呼吸不规则，血压下降。

4. 过度昏迷　患者在深昏迷的基础上出现体温低而不稳定，脑干反射功能丧失，瞳孔散大固定，自主呼吸功能丧失，需要人工辅助呼吸，血压亦需用升压药维持，脑电图呈电静息，经颅多普勒超声检查表现无脑血流。过度昏迷是"脑死亡"的临床表现。

四、治疗原则

1. 病因治疗　针对导致昏迷的原因进行治疗，如低血糖、脑梗死、心肌梗死、肝性脑病、有机磷中毒等。

2. 对症治疗　预防毒物及缺血缺氧带来的并发症，改善患者的营养状况，纠正水电解质紊乱，发热患者给予物理降温或药物治疗。

3. 专业治疗　包括高压氧治疗、电刺激治疗、手术治疗等。

4. 预防并发症　保持患者呼吸道畅通，防止肺部感染，定期翻身避免压疮、感染等并发症。

五、护理措施

1. 突发昏迷的患者　将患者平卧，头偏向一侧，以保持呼吸道通畅；患者如有活动性义齿，应立即取出，以防误入气管；注意给患者保暖，防止受凉；密切观察病情变化，经常呼唤患者，以了解意识情况。对躁动不安的患者，应加强保护，防止意外损伤。

2. 长期昏迷的患者　应加强以下护理。

（1）饮食护理：应给予患者高热量、易消化的流质饮食；不能吞咽者应给予鼻饲，鼻饲食物可为牛奶、米汤、菜汤、肉汤和果汁及肠内营养等。也可将牛奶、鸡蛋、淀粉、菜汁等配在一起，制成稀粥状的混合物，鼻饲给患者。每次鼻饲量不超过200ml，每次间隔时间不少于2小时。鼻饲时，应加强餐具的清洗、消毒。长期昏迷者每月更换鼻饲管一次。食物的选择，应根据疾病所需营养不同遵医嘱而定。入量因疾病及个人情况而异，一般以维持昏迷前情况为原则，开始时小量试喂，逐渐增加。切忌急于求成，要注意其消化功能，根据情况及时调整。在每次鼻饲时抽吸胃液，观察有无呃逆、腹部饱胀、胃液呈咖啡色或解黑色便，若有应立即通知医师给予相应处理。

（2）保持呼吸道通畅：长期昏迷的患者机体抵抗力较低，要注意给患者保暖，防止受凉、感冒。患者无论取何种卧位都要使其面部转向一侧，以利于呼吸道分泌物的引流；当患者有痰或口中有分泌物或呕吐物时，要及时吸出或抠出；每次翻身变换体位时，轻叩患者背部等，以防吸入性或坠积性肺炎的发生。

（3）预防压力性损伤：昏迷患者预防压力性损伤的办法是定期翻身，一般每2小时翻身一次，予以卧气垫床，还要及时更换潮湿的床单、被褥和衣服。

（4）预防烫伤：长期昏迷的患者末梢循环较差，冬季时手、足越发冰凉。但昏迷患者皮肤感觉迟钝或麻痹，易发生烫伤，因此禁用热水袋取暖。

（5）防止泌尿系感染：昏迷患者需留置导尿管帮助排尿，每次清理患者尿袋时注意无菌操作；导尿管要定期更换；帮助患者更换卧位时，不可将尿袋抬至患者卧位水平，以免尿液反流造成泌尿系感染。

（6）防止坠床：躁动不安的患者应拉床档加以保护，必要时使用约束带，防止患者坠床、摔伤。

（7）预防结膜炎、角膜炎：对于眼不能闭合者，可给患者涂用抗生素眼膏并加盖湿纱布，以防结膜炎、角膜炎的发生。

（8）口腔护理：昏迷患者应保持口腔的清洁，以防发生口腔溃疡及口腔炎。

（9）管路护理：严格无菌操作原则；保持引流管通畅，避免扭曲折叠，妥善固定，注意观察引流液的色、量和性质。

（10）观察水电解质的平衡，记录24小时出入量，为指导补液提供依据。

六、健康宣教

取得家属的配合，指导家属对患者进行相应的意识恢复训练，帮助患者肢体活动与按摩。

第七节　休克患者的急救护理

休克是临床上一种常见的危及生命的临床综合征，也是重症患者最常见的并发症之一。建立正确的休克复苏目标是休克治疗的关键。

一、定义

休克是机体受到强烈致病因素侵袭后，导致有效循环血容量锐减、组织灌注不足，以微循环障碍、细胞代谢紊乱和功能受损为特点的病理生理综合征。休克本身并不是一个独立的疾病，而是多种原因导致的一个共同病理生理过程。现代观点将休克视为一个序贯性事件，是一个从亚临床阶段的组织灌注不足向多器官功能障碍或衰竭发展的连续过程。因此，不同阶段应采取相应的防治措施。

二、病理生理

1. 微循环变化

（1）微循环收缩期：休克早期，有效循环血容量减少时血压下降、组织灌注不足、细胞缺氧、交感神经兴奋、大量儿茶酚胺释放、外周血管收缩、回心血量增加，从而保证重要脏器如心、脑等的血液供应。若能在此时去除病因积极复苏，休克常较容易得到纠正。

（2）微循环扩张期：休克继续进展，流经毛细血管的血流量进一步减少，细胞因严重缺氧处于无氧代谢状况，产生大量酸性代谢产物、炎症介质释放，大量血液淤滞在毛细血管，毛细血管静水压升高，通透性增加，血浆外渗，引起血液浓缩，进一步降低回心血量，致心输出量继续下降，心、脑等重要脏器灌注不足。临床上患者表现为血压进行性下降、意识模糊、皮肤发绀和酸中毒。

（3）微循环衰竭期：病情继续发展，细胞处于严重缺氧和缺乏能量状态，细胞内溶酶体膜破裂，溶酶体内多种酸性水解酶溢出，引起细胞自溶。最终引起大片组织甚至多个器官功能受损。

2. 代谢改变

（1）代谢性酸中毒：组织灌注不足，细胞缺氧，葡萄糖无氧酵解，产生酸性代谢产物，肝脏灌注量减少，处理酸性代谢产物的能力下降，出现代谢性酸中毒。

（2）能量代谢障碍：休克时机体处于应激状态，儿茶酚胺大量释放，胰高血糖素增多，抑制胰岛素分泌，使血糖水平升高。应激状态下，蛋白质作为底物被消耗。当具有特殊功能的酶类蛋白质被消耗后，则不能完成复杂的生理过程，进而导致多器官功能障碍综合征。

3. 内脏器官继发性损害　内脏器官持续处于缺血、缺氧，组织细胞可发生变性、坏死，导致脏器功能障碍甚至衰竭，是休克患者死亡的主要原因。

三、临床表现

按休克病程演变可分为休克代偿期和休克抑制期，或称为休克早期或休克期（表1-1）。

表1-1　休克的临床表现和程度

表现	轻度	中度	重度
神志	神志清楚伴有痛苦表情，精神紧张	神志尚清楚，表情淡漠	意识模糊，甚至昏迷
口渴程度	口渴	很口渴	非常口渴，可能无主诉
皮肤色泽	开始苍白	苍白	显著苍白，肢端青紫
皮肤温度	正常，发凉	发冷	厥冷（肢端明显）
脉搏	<100次/分，尚有力	100～200次/分	脉数而细弱或模糊不清
血压	收缩压正常或稍升高，舒张压升高，脉压减小	收缩压70～90mmHg，脉压减小	收缩压<70mmHg或测不到
体表血管	正常	表浅静脉塌陷，毛细血管充盈迟缓	毛细血管充盈非常迟缓，表浅静脉塌陷
尿量	正常	尿少	少尿或无尿

四、治疗原则

迅速恢复有效循环血量的同时，及早发现病因，是治疗休克的重中之重，早期的干预和处理可以防止其他器官出现功能障碍。

1. 一般急救措施　创伤、活动性大出血的患者控制出血，防止血液继续丢失。保持呼吸道通畅，及时清除口鼻腔内的血液、呕吐物等，早期给予鼻导管或面罩吸氧。低体温者给予加盖被等措施保暖。

2. 早期液体复苏　一旦诊断休克，应尽快进行积极的液体复苏，能有效改善组织灌注，争取6小时内达到复苏目标。

3. 积极处理原发病　处理原发病是治疗休克的关键。外科疾病引起的休克，需要手术处理原发病变，如控制内脏大出血、切除坏死肠袢、修复消化道穿孔等。

4. 纠正酸碱平衡失调　机体处于应激状态，患者因过度换气可出现低碳酸血症、呼吸性碱中毒。因组织缺氧等原因，可出现代谢性酸中毒。轻症酸中毒在积极扩容、微循环障碍改善后即可缓解，故不主张早期使用碱性药物。重度休克合并严重的酸中毒且经扩容治疗效果不满意时用碱性药物纠正，常用5%碳酸氢钠。由于酸性环境有利于氧与血红蛋白解离，增加组织氧供，有助于休克复苏故应遵循"宁酸勿碱"的原则，一次应用碱性药物不宜过多。

5. 应用血管活性药物　充分的容量复苏后，若血流动力学不稳定，血压仍不能维持，需要使用血管活性药物以维持脏器灌注压。

6. 改善微循环　微循环功能障碍是休克进展和组织、器官功能障碍非常重要的原因之一。在除外患者有明显出血倾向、有使用肝素抗凝的禁忌证后，应用其他抗休克治疗措施的同时，早期给予小剂量肝素治疗，可以改善微循环障碍。

7. 治疗感染和应用糖皮质激素　应用于感染性休克和较严重的休克。

五、护理措施

1. 补充血容量

（1）建立静脉通路：迅速建立1～2条静脉通路，如有条件可迅速进行中心静脉穿刺置管。液体复苏同时，可以监测CVP、$ScvO_2$的变化，指导患者的液体复苏。

（2）合理补液：一般遵循"先晶体后胶体，先快后慢，先盐后糖，见尿补钾"的原则。监测休克患者血流动力学变化情况及末梢灌注改善情况，调整输液速度。

（3）记录出入液量：在休克患者的治疗过程中，因存在血容量不足，不能按出液量计算入液量，但准确记录出入液量可以评估休克患者对治疗的反应，为下一步治疗提供依据。

（4）严密监测生命体征的变化：每15～30分钟监测患者的生命体征变化，观察患者的意识状态、皮肤颜色、瞳孔及尿量变化。

2. 改善组织灌注

（1）体位：头、躯干抬高20°～30°，下肢抬高15°～20°，即头脚抬起、中间凹的体位。以利于增加回心血量。头低位的危害是颈静脉回流减少、腹腔器官压迫膈肌引起呼吸窘迫、冠状动脉血流减少引起心肌缺血、增加颅内压。

（2）应用血管活性药物：多巴胺、去甲肾上腺素等能增强心肌收缩力，可使血压升高。

3. 预防感染　休克时机体免疫功能低下，机械通气、血流动力学监测、中心静脉置管、插尿管等有创伤的治疗操作项目多，容易继发感染，应注意预防。

4. 密切观察体温变化　低体温时，应予加盖棉被等保暖措施，适当调高室温。

5. 预防意外损伤　对于烦躁、神志不清的患者，应加床旁护栏，以防坠床，必要时用约束带固定。机械通气的患者可以使用镇静药物。

六、健康宣教

（1）嘱患者加强锻炼、增强体质，预防呼吸道、消化道等病毒感染。

（2）合理调整饮食，适当控制进食量，禁忌刺激性食物及烟酒，少吃动物脂肪及胆固醇较高的食物。

（3）避免各种诱因，如紧张、劳累、情绪激动、便秘、感染等。

（4）按医嘱服药，随身常备硝酸甘油等扩张冠状动脉的药物。

（5）指导患者及家属当病情突然变化时应及时就医。

第八节　呕血患者的急救护理

消化道出血有起病急、病情变化迅速、致死率高的特点，其全世界范围内年均发病率为（36 ～ 172）/10万，相关病死率达8.0% ～ 13.7%。其中成年人急性上消化道出血每年发病率可达（100 ～ 180）/10万。呕血是急性上消化道出血的常见临床表现。

一、定义

呕血指上消化道（屈氏韧带以上的消化道，包括食管、胃、十二指肠）、胰腺、胆道的出血，经胃从口呕出。

二、临床表现

（1）幽门以上出血多有呕血，呕血的性状主要决定于出血量及其在胃内停留的时间。出血量少、在胃内停留时间长，由于胃酸作用呕血多呈咖啡渣样棕黑色。出血量多、在胃内停留时间短，呕血多呈鲜红或暗红色。

（2）呕血可单独出现，也可伴随以下症状出现。①伴腹痛：慢性上腹痛，可反复发作，有一定周期性、节律性，多提示消化性溃疡的发生；中老年人，慢性上腹痛，疼痛无明显规律性伴有食欲减退、消瘦或贫血者，应警惕胃癌。②伴脾大：提示肝硬化。③伴肝大：肝区疼痛，肝大，质地坚硬，表面凸凹不平或有结节者多为肝癌。④伴头晕、口渴、黑矇、冷汗：提示血容量不足，可见失血性休克。⑤伴黑便：呕血的同时因部分血液经肠道排出，故一般伴有黑便。

三、治疗原则

若呕血患者收缩压＜90mmHg、心率＞120次/分，应立即抢救。首要措施是建立静脉通路，迅速补充血容量，立即配血。

1. 一般急救措施

（1）安置患者：立即将患者安置在重症病房或抢救室，在床头及床中铺好橡胶单和中单；休克时取休克位，呕血时头偏向一侧，避免误吸；绝对卧床休息；保持呼吸道通畅，及时清理呕吐物，做好口腔护理；必要时给予吸氧，床头备吸引器及其他抢救设备。

（2）立即建立静脉通路：至少建立2条静脉通路，1条静脉通路专门输入生长抑素类药物，另1条静脉通路进行快速扩容、输血及应用其他药物。合理安排输液顺序；宜选择粗直大血管注射。

2. 迅速补充血容量

（1）遵医嘱及时补充血容量：输液开始时宜快，补充血容量有效指标如下。收缩压＞100mmHg，心率＜100次/分，CVP 5 ～ 20cmH₂O，尿量＞30ml/h。

（2）鉴定血型并做好输血准备：输血是抢救呕血患者的重要措施。

3. 止血措施

（1）食管-胃底静脉曲张破裂出血的止血措施如下。①药物止血：血管加压素是常用药物；生长抑素及其类似物，是治疗食管-胃底静脉曲张破裂出血最常用的药物。②气囊压迫止血：经鼻腔或口插入三腔两囊管，进入胃腔后先抽出胃内积血，然后注气入胃囊（囊内压50 ～ 70mmHg），向外加压牵引，用以压迫胃底静脉；若未能止血，再注气入食管囊（囊内压35 ～ 45mmHg），压迫食管曲张静脉。用气囊压迫过久会导致黏膜糜烂，故持续压迫时间最长不应超过24小时。③内镜下止血：在进行急诊内镜检查的同时对曲张静脉进行硬化剂注射或套扎，既可止血，还可有效预防早期再出血。④手术治疗：若大量出血内科治疗无效且危及患者生命，应积极行外科手术。

（2）其他病因所致呕血的止血措施：①抑制胃酸分泌的药物。②内镜治疗。③手术治疗。④介入治疗。

四、护理措施

1. 一般护理

（1）休息与活动：活动性大出血时，绝对卧床休息，取去枕平卧位，下肢略抬高；保持呼吸道通畅，呕血时头偏向一侧，避免误吸；保证休息和睡眠，注意保暖。

（2）饮食护理：大量出血患者暂时禁食，待出血停止24 ～ 48小时后嘱患者进食营养丰富且易消化的流质、半流质、软食，注意少量多餐，而后逐步过渡到正常饮食；食管－胃底静脉曲张破裂出血的患者，还应注意在止血后给予高热量、高维生素的流食，限制钠和蛋白质的摄入。

（3）病情观察：观察呕血颜色、量和性质。严密监测患者生命体征和神志变化。准确记录24小时出入量。

（4）用药护理：建立静脉通路，遵医嘱尽快补充血容量，配合医师实施止血治疗。做好配血、备血及输血准备，并观察治疗效果及药物不良反应。

2. 三腔两囊管压迫术的应用及护理

（1）插管前准备：患者准备，向患者解释操作的全过程、目的、配合方法等，以减轻患者的恐惧心理，取得更好的配合；物品准备，仔细检查三腔两囊管，确保管腔通畅，气囊无漏气，然后抽尽囊内气体，备用。

（2）插管中护理：协助医师进行插管，抽胃液证实已达胃腔，可暂做固定；协助充气、牵引；尽量减少患者的不适感。同时插管后在患者床前备有剪刀，以防气囊破裂而造成的窒息，紧急抢救使用。

（3）插管后护理：定时抽吸胃液，确定压迫效果，观察出血是否停止，并记录引流液的性状、颜色及量；定时测气囊内压力，观察气囊有无漏气，以防压力不足达不到止血目的，或压力过高压迫组织引起坏死；三腔两囊管持续压迫时间12～24小时，其间应放气解除压迫15～30分钟，同时放松牵引，然后再注气加压恢复牵引。

（4）协助拔管：出血停止后放松牵引，放出囊内气体，继续观察24小时，未再出血可考虑拔管。拔管前口服石蜡油20～30ml，润滑黏膜和管、囊外壁，抽尽囊内气体，以缓慢、轻巧的动作拔管。

五、健康宣教

（1）疾病知识指导：向患者及家属详细介绍相关知识，减少再次出血的危险。

（2）生活方式指导：指导患者养成良好的生活方式，劳逸结合，保持乐观心态。

（3）饮食指导：告知患者合理饮食是避免诱发上消化道出血的重要环节。

（4）用药指导：指导患者应按医嘱坚持用药，并观察药物的不良反应。

（5）识别出血并及时就诊。

第九节　咯血患者的急救护理

咯血分为非大量咯血和大量咯血。大量咯血是内科急危重症之一，患者常伴心悸、苍白和血压降低等症状。大量咯血指24小时内咯血量在300～600ml或1周内咯血3次以上，且每次咯血量超过100ml。

一、定义

咯血指喉及其以下呼吸器官（喉、下呼吸道、肺组织）出血自口腔咳出。来自上呼吸道及上消化道的出血可从口腔咳出，称为假性咯血。

二、病因

引起咯血的疾病并非只局限于呼吸系统疾病，虽然咯血以呼吸系统疾病多见。引起咯血的疾病如下。

1. 呼吸系统疾病　如肺结核、支气管扩张、支气管炎、肺脓肿、肺癌、肺炎、肺吸虫病、肺阿米巴病、肺包虫病、肺真菌病、肺囊虫病、支气管结石、肺部转移性肿瘤、肺腺瘤、硅沉着病（矽肺）等。这些疾病导致支气管黏膜或病灶毛细血管渗透性增高，或黏膜下血管壁溃破，从而引起出血。

2. 循环系统疾病　常见的有风湿性二尖瓣狭窄、高血压性心脏病、肺动脉高压、主动脉瘤、肺梗死及肺动静脉瘘等。

3. 外伤　胸部外伤、挫伤及肋骨骨折、枪弹伤、爆炸伤和医疗操作（如胸腔或肺穿刺、活检，支气管镜检查等）也偶可引起咯血。

4. 全身出血性倾向性疾病　常见的如白血病、血友病、再生障碍性贫血、肺出血型钩端螺旋体病、流行性出血热、肺型鼠疫、血小板减少性紫癜、弥散性血管内凝血、慢性肾衰竭、尿毒症等。

5. 其他较少见的疾病或异常情况　如替代性月经（不从阴道出血）、氧中毒、肺出血-肾炎综合征、鼻窦炎、内脏易位综合征等。

三、临床表现

1. 咯血伴发热 多见于肺结核、肺炎、肺脓肿、肺出血型钩端螺旋体病、流行性出血热、支气管肺癌等。

2. 咯血伴胸痛 常见于大叶性肺炎、肺栓塞、肺结核、支气管肺癌等。

3. 咯血伴呛咳 可见于支气管肺癌、支原体肺炎等。

4. 咯血伴皮肤黏膜出血 可见于血液病（如白血病、血小板减少性紫癜）、钩端螺旋体病、流行性出血热等。

5. 咯血伴黄疸 多见于钩端螺旋体病、大叶性肺炎、肺梗死等。

四、治疗原则

1. 一般治疗 进行吸氧、监护、止血、输血、输液及对症和病因治疗。

2. 大咯血的抢救 大咯血要及时抢救，否则危及患者生命。大咯血对人体的影响，除咯血的量和出血的速度外，还与患者的一般状况有关，如患者久病体弱，即使出血＜300ml也可致命。大咯血造成的直接危险主要是窒息和失血性休克，间接危险是继发肺部感染或血块堵塞支气管引起肺不张，如为肺结核患者还可通过血行播散。

（1）体位：保持镇静，令患者取卧位，头偏向一侧，鼓励患者轻轻将血液咯出，以避免血液滞留于呼吸道。如已知病灶部位则取患侧卧位，以避免血液流入健侧肺内。如不明出血部位则取平卧位，头偏向一侧，防止窒息。

（2）镇静：避免精神紧张，给予精神安慰，必要时可给少量镇静药，如口服地西泮。

（3）咳嗽：咳嗽剧烈的大咯血患者，可适量给予止咳药，但一定要慎重。禁用剧烈的镇静止咳药，以免过度抑制咳嗽中枢，使血液淤积气道，引起窒息。

（4）观察病情：密切观察患者的咯血量、呼吸、脉搏等情况，防止休克的发生。

（5）避免增加腹压：勿用力排便，以免加重咯血。

（6）保持呼吸道通畅：如患者胸闷、气短、喘憋，要帮助患者清除口鼻分泌物，保持室内空气流通，有条件时给予吸氧。

（7）窒息患者的抢救：如发生大咯血窒息，立即体位引流，取头低足高位

（可将床尾抬高45°左右），或侧头拍背。

五、护理措施

1. 咯血前护理

（1）休息与饮食：肺结核咯血患者应绝对卧床休息，减少活动，减少探视，各种操作集中进行，以免因活动而加重咯血。取患侧卧位利于止血和健侧肺的通气，在咯血停止后卧床休息5～7天再逐渐下床活动。大咯血者应禁食，咯血停止后进高蛋白、高维生素、易消化的温凉流质或半流质饮食，禁食过热或过冷及辛辣刺激性食物，少量多餐。

（2）密切观察病情：注意有无胸闷、气急、咽喉部发痒等先兆表现，并做好急救准备。

（3）心理护理：护理人员应及时掌握患者的心理状态，做好心理疏导，消除患者的恐惧心理，取得患者及家属的信任和合作。针对患者所存在的各种情况从精神上给予安慰，鼓励其战胜疾病，消除心理障碍。讲解咯血的相关知识、所用药物的不良反应及定期监测电解质、肝功能的重要性。发生大咯血时应守护在患者床旁，给予精神鼓励，帮助患者树立康复的心理动机，主动参与康复的全过程。动员家属多关心、体贴患者，多与其进行情感交流。强调家属不能在患者面前表现出惊慌与恐惧，以免加重患者的心理负担。

2. 咯血时护理 在患者出现咯血症状以后，护理人员要协助患者取头低足高位，将头部稍偏向一侧，确保呼吸道通畅，必要时需行气管切开、吸痰等处理。对患者的背部进行叩击，促使血液、痰液排出体外。酌情为患者行气管插管、使用支气管镜，避免患者出现窒息情况。对患者的面色、神志、生命体征等要进行密切监测，一旦发生异常呛咳，要立即上报主治医师。为患者建立2条静脉通路，予以高流量吸氧，遵照医嘱使用止血药物，包括巴曲酶、垂体后叶素、维生素K、酚磺乙胺等，如有需要可使用适量镇静药。依据患者的化验结果，遵医嘱合理使用抗菌药物，控制感染。

3. 咯血后护理 止血成功后，要对患者的血流动力学指标、各项生命体征进行密切监测，预防肺部感染。叮嘱患者每日要充分休息，并为其做好口腔清洁护理，预防细菌滋生引发感染。帮助患者取舒适体位，勤加翻身；每日均要对病房进行消毒处理，以降低院内感染发生风险。饮食方面，宜选择温凉的流质饮食，要适当补充高蛋白、高维生素的食物。叮嘱家属，不可让患者进过热及有刺激性的食物。

六、健康宣教

出院当日，对患者强调回家后的注意事项，鼓励患者每日坚持呼吸操锻炼，多饮温水，确保大便通畅，叮嘱患者不可用力排便。具有咳嗽症状者，可适当使用止咳药物，以降低再咯血风险。

第十节　腹痛患者的急救护理

腹痛是一种常见的疾病表现形式，是门诊和急诊常见的症状之一。腹痛原因复杂，涉及内科、外科、妇科等，病情不典型和不易诊断是"腹痛"的特点。有些器质性腹痛，甚至可能危及患者生命。

一、定义

腹痛指腹部感觉神经纤维受到某些因素（如炎症、缺血、理化因子或直接侵犯等）刺激后，产生冲动传至痛觉中枢所产生的疼痛感。疼痛是临床常见的症状，也是促使患者就诊的主要原因，但同时它又是一种主观感觉。腹痛的性质和强度不仅受病变情况和刺激程度影响，而且受神经和心理等因素的影响。患者对疼痛刺激的敏感性存在差异，相同病变的刺激在不同的患者或同一患者的不同时期引起的腹痛在性质、强度及持续时间上有所不同。

二、病因

1. 急性腹痛

（1）腹腔内脏器疾病。①腹腔脏器急性炎症：急性胃肠炎、急性腐蚀性胃炎、急性胆囊炎、急性胰腺炎、急性阑尾炎、急性胆管炎等。②腹部脏器穿孔或破裂：胃及十二指肠溃疡穿孔、伤寒肠穿孔、肝破裂、脾破裂、肾破裂、异位妊娠破裂、卵巢破裂等。③腹腔脏器阻塞或扩张：胃黏膜脱垂症、急性肠梗阻、腹股沟疝嵌顿、肠套叠、胆道蛔虫病、胆石症、肾与输尿管结石等。④腹腔脏器扭转：急性胃扭转、卵巢囊肿蒂扭转、大网膜扭转、肠扭转等。⑤腹腔内血管阻塞：肠系膜动脉急性阻塞、急性门静脉血栓形成、腹主动脉夹层动脉瘤等。

（2）胸腔疾病：急性心肌梗死、急性心包炎、心绞痛、肺炎及肺梗死等。

（3）脊柱疾病：胸椎结核、转移瘤等。

（4）全身性疾病及其他：风湿热、尿毒症、急性铅中毒、血卟啉病、腹型过敏性紫癜、腹型癫痫等。

2. 慢性腹痛

（1）慢性炎症：反流性食管炎、慢性胃炎、慢性胆囊炎、慢性胰腺炎、结核性腹膜炎、炎症性肠病等。

（2）胃肠病：胃、十二指肠溃疡及促胃液素瘤等。

（3）腹腔内脏器的扭转或梗阻：慢性胃肠扭转、肠粘连、大网膜粘连综合征等。

（4）包膜张力增加：肝淤血、肝炎、肝脓肿、肝癌、脾大等。

（5）胃肠运动功能障碍：胃轻瘫、功能性消化不良、肝曲综合征及脾曲综合征。

三、临床表现

1. 腹痛性质和程度　腹痛的性质与病变所在脏器及病变的性质有关，如绞痛常表示空腔脏器梗阻；胀痛常为内脏包膜张力增大、系膜的牵拉或空腔器官胀气扩张所致。疼痛的程度有时与病变严重程度相一致，但由于个体差异，有时疼痛的程度并不完全反映病变的程度。

2. 腹痛部位　腹痛的体表位置常与脊髓的节段性分布有关。通常情况下疼痛所在部位即为病变所在部位，但有一些病变引起的疼痛放射至固定的区域，如急性胆囊炎可放射至右肩胛部和背部，阑尾炎引起的疼痛可由脐周转移至右下腹。

3. 伴随症状

（1）伴随发热提示炎症、结缔组织病、恶性肿瘤等。

（2）伴呕吐提示食管、胃或胆道疾病；呕吐量多提示有胃肠梗阻。

（3）伴腹泻提示肠道炎症、吸收不良、胰腺疾病。

（4）伴休克同时有贫血提示腹腔脏器破裂（如肝、脾破裂或异位妊娠破裂）；

心肌梗死、肺炎也可有腹痛伴休克，应特别警惕。

（5）伴尿急、尿频、尿痛、血尿等，表明可能泌尿系感染或结石。

（6）伴消化道出血，如为柏油样便或呕血提示消化性溃疡或胃炎等；如为鲜血便或暗红色血便，常提示溃疡性结肠炎、结肠癌、肠结核等。

四、治疗原则

（1）急性腹痛者，在未明确诊断前，不能给予强效镇痛药，更不能给予吗啡或哌替啶（杜冷丁）等麻醉性镇痛药，以免掩盖病情或延误诊断。当诊断初步确立后，方能应用镇痛药或解痉药缓解患者的痛苦。

（2）已明确腹痛因胃肠穿孔所致者，应禁食，补充能量及电解质，并及时应用广谱抗生素，为及时手术治疗奠定良好的基础。

（3）如急性腹痛因肝或脾破裂所致（如肝癌癌结节破裂或腹外伤致肝脾破裂等），腹腔内常可抽出大量血性液体，常伴有失血性休克。此时，除应用镇痛药外，还应积极补充血容量等抗休克治疗，为手术治疗创造良好条件。

（4）腹痛因急性肠梗阻、肠缺血或肠坏死或急性胰腺炎所致者，应禁食并插鼻胃管行胃肠减压，然后再采用相应的治疗措施。

（5）已明确腹痛因胆石症或泌尿系结石所致者，可给予解痉药治疗。胆总管结石者可加用哌替啶治疗。

（6）育龄期妇女发生急性腹痛者，尤其是中下腹部剧痛时，应询问停经史，并及时做盆腔超声检查，以明确有无异位妊娠、卵巢囊肿蒂扭转等疾病。

急性腹痛患者虽经多方检查不能明确诊断时，如生命体征尚平稳，在积极行支持治疗的同时，仍可严密观察病情变化。观察过程中如症状加重，疑诊患者有内脏出血、肠坏死、空腔脏器穿孔或弥漫性腹膜炎，则应及时剖腹探查，以挽救患者生命。

五、护理措施

1. 减轻或有效缓解疼痛

（1）观察：密切观察患者腹痛的部位、性质、程度和伴随症状有无变化，监测生命体征。

（2）体位：非休克患者取半卧位，有助减轻腹壁张力，减轻疼痛。

（3）禁食和胃肠减压：禁食并通过胃肠减压抽吸出胃内残存物，减少胃肠内的积气、积液，减少消化液和胃内容物自穿孔部位漏入腹膜腔，从而减轻腹胀和腹痛。

（4）解痉和镇痛：①对疼痛剧烈的急腹症患者或术后切口疼痛患者，可遵医嘱落实镇痛措施，如通过患者自控镇痛和药物镇痛等。②注意评估镇痛效果和观察不良反应，如哌替啶类镇痛药物可致Oddi括约肌痉挛、呼吸抑制、头晕、呕吐、出汗、口干、瞳孔散大、呼吸减慢和血压降低等反应。

（5）非药物性措施：包括静松疗法，如按摩、指导患者有节律地深呼吸；分散注意力法，如默念数字或听音乐；暗示疗法、催眠疗法和安慰剂疗法等。

2. 维持体液平衡

（1）去除病因：有效控制体液的进一步丢失。

（2）补充容量：迅速建立静脉通路，根据医嘱正确、及时、合理安排晶体液和胶体液的输注种类和顺序。若有大量消化液丢失，先输注平衡盐溶液；有腹腔内出血或休克者，应快速输液并输血，以纠正血容量。

（3）准确记录出入液量：对神志不清或伴休克者，应留置导尿管，并根据尿量调整输液量和速度。

（4）采取合适体位：对休克患者取头低足高卧位。

3. 减轻焦虑和恐惧

（1）术前：患者往往缺乏思想准备，担心不能得到及时有效的诊断、治疗或预后不良，常表现为恐惧、躁动和焦虑。对此类患者，护理人员要主动、积极迎诊和关心患者，向患者讲解引起腹痛的可能原因。在患者做各项检查和治疗前耐心解释，使患者了解其意义并积极配合，以稳定其情绪；创造良好氛围，使其减少环境改变所致恐惧感。

（2）术后：对担忧术后并发症或因较大手术影响生活质量的患者应加强心理护理，并指导其如何正确应对。提供有效应对措施：加强护患沟通，消除患者孤寂感；提供因人而异的病情解释和健康教育，缓解患者因知识储备不足或不能适时正确应对疾病所致环境、健康、生活和工作改变的境况。此外，护士要主动与患者家属或患者单位沟通，争取家属和社会力量的支持。

4. 并发症的预防和护理

（1）加强观察并做好记录：①生命体征，包括患者的呼吸、脉搏、血压和体温变化。若脉搏增快、面色苍白、皮肤湿冷，多为休克征象；若血红蛋白及血压进行性下降，提示有腹腔内出血；若体温逐渐上升，同时伴白细胞计数及中性粒细胞比例上升，多为感染征象。②腹部体征，患者腹痛加剧，表示病情加重；局限性疼痛转变为全腹痛，并出现肌紧张、反跳痛，提示炎症扩散，应及时报告医师。

（2）有效控制感染：①遵医嘱合理、正确使用抗菌药物。②保持引流管通畅，并观察引流物的量、颜色和性质。③腹部或盆腔疾病患者取斜坡卧位，可使腹腔内炎性渗液、血液或漏出物积聚并局限于盆腔，因盆腔腹膜吸收毒素的能力相对较弱，故可减轻全身中毒症状并有利于积液或脓液的引流。

（3）加强基础护理：①对伴有高热的患者，可用药物或物理方法降温，以减少患者的不适。②对生活自理能力下降或缺失者，加强基础护理和生活护理。③对神志不清或躁动者，做好保护性约束。④对长期卧床者，预防压疮的产生。

5. 其他 对7天以上不能恢复正常饮食的患者，尤其年老、体弱、低蛋白血症和手术后可能发生并发症的高危患者，应积极提供肠内、肠外营养支持护理。

六、健康宣教

（1）形成良好的饮食和卫生习惯。

（2）保持清洁和易消化的均衡膳食。

（3）积极控制急腹症的各种诱因，如有消化性溃疡者应按医嘱定时服药；胆道疾病和慢性胰腺炎者需适当控制油腻饮食；反复发生粘连性肠梗阻者应避免暴饮暴食及饱食后剧烈运动；月经不正常者应及时就医。

（4）急腹症行手术治疗者，术后应早期开始活动，以预防粘连性肠梗阻。

第十一节　腹泻患者的急救护理

腹泻属于消化内科常见症状，指机体胃与十二指肠功能紊乱诱发的症状。研究显示，腹泻在功能性胃肠疾病中占比较高。发病原因较多，饮食、生活方式、精神状态与睡眠情况等均对腹泻产生影响。患者常会出现上腹部疼痛、嗳气、反酸、食欲减退等症状，且可诱发失眠、焦虑等精神症状，进而会影响其精神状态，诱发不良结局。

一、定义

腹泻指排便次数增多，粪便稀薄，或带有黏液、脓血或未消化的食物。根据病程分为急性腹泻和慢性腹泻，病程超过2个月者为慢性腹泻。

二、分类

1. 急性腹泻

（1）感染性腹泻：如细菌性肠炎、假膜性肠炎、病毒性肠炎、原虫性肠炎等。

（2）非感染性腹泻：包括食物过敏、饮食不消化、中毒性腹泻、寒冷等物理刺激所致的腹泻、神经性腹泻等。

2. 慢性腹泻

（1）胃源性腹泻：如胃切除后、胃酸分泌过多或过少。

（2）肠源性腹泻：如阿米巴痢疾、克罗恩病、溃疡性结肠炎、肠结核等。

（3）功能性腹泻：如肠易激综合征、情绪性腹泻、过敏性结肠炎等。

（4）消化不良性腹泻：如乳糖不耐受、热带口炎性腹泻、慢性胰腺炎、慢性胆囊炎、短肠综合征等。

（5）其他：如脊髓结核、甲状腺功能亢进症、慢性肾上腺皮质功能减退症、结肠癌等。

三、临床表现

1. 轻型腹泻　多为饮食因素或肠道外感染所致，以胃肠道症状为主，表现为食欲减退，偶有呕吐、大便次数增多，但一般每日在10次以内，每次大便量不多，一般为黄色或黄绿色稀水样便，常见白色或黄白色奶瓣和泡沫。

2. 重型腹泻　多由肠道内感染引起，除有较重的胃肠道症状外，还有明显的脱水、电解质紊乱、酸碱平衡失调及全身中毒症状。

（1）胃肠道症状：食欲减退，常有呕吐，腹泻频繁，大便每日十余次至数十次，多为黄水样便或蛋花汤样便，量多，有少量黏液。

（2）全身中毒症状：发热、烦躁不安、精神萎靡、嗜睡甚至昏迷、休克。

（3）水电解质紊乱和酸碱平衡失调表现：①由于丢失体液和摄入量不足，使体液总量减少，以及水和电解质丢失的比例不同而导致不同程度、不同性质的脱水。②代谢性酸中毒。③低钾血症，神经肌肉兴奋性降低表现为腱反射减弱或消失，腹胀，肠鸣音减弱或消失；心脏损害表现为心律失常、心电图出现U波等。④低钙、低镁血症，出现低钙症状表现为抽搐或惊厥。震颤、手足搐搦、惊厥多在补液后出现，若补钙后抽搐仍不见缓解，注意低镁血症。

四、治疗原则

1. 急性腹泻

（1）对症治疗：①补液，任何急性腹泻的患者都应首先考虑使用低渗性口服补液盐。以下情况则应采用静脉补液治疗：频繁呕吐，不能进食或饮水者；高热等全身症状严重，尤其是伴意识障碍者；严重脱水，循环衰竭伴严重电解质紊乱和酸碱平衡失调者；其他不适于口服补液治疗的情况。②止泻，蒙脱石散有吸附肠道毒素和保护肠黏膜的作用，能缩短儿童或成人腹泻的病程，降低腹泻频度；次水杨酸铋能抑制肠道分泌，减轻患者的腹泻、恶心等症状。

（2）对因治疗：主要是抗感染，包括针对细菌和寄生虫等感染的治疗，病毒性腹泻属自限性疾病，一般不使用抗病毒药物，部分严重的情况可常规使用抗菌药物，而轻、中度腹泻患者一般不用。

2. 慢性腹泻　一般针对病因治疗，部分腹泻患者需要给予对症支持治疗。

（1）对因治疗：①炎症性肠病引起的慢性腹泻，可选用氨基水杨酸制剂、糖皮质激素等治疗。②消化道肿瘤引起的慢性腹泻，以手术切除病灶和放化疗为主。③慢性胰腺炎引起的慢性腹泻，可考虑补充胰酶等消化酶。④乳糖不耐受和乳糜泻引起的慢性腹泻，需要剔除食物中的乳糖或麦胶成分。⑤肠易激综合征引起的腹泻，可选用解痉药缓解症状，还可使用止泻药、肠道菌群调节剂等配合治疗。

（2）对症治疗：①药物治疗，止泻药是针对症状的治疗，一般在空腹时服用为宜，并需注意不要长期使用，过量服用易导致便秘。②补液支持治疗，及时纠正腹泻引起的水电解质紊乱和酸碱平衡失调。针对严重营养不良者，应给予肠内或肠外营养支持治疗。

五、护理措施

1. 补液护理

（1）口服补液：用于轻、中度脱水无呕吐且能口服的患者，鼓励患者口服少量多次盐水补液。

（2）静脉补液：严格控制输液速度，按先快后慢、先浓后淡、先盐后糖、见尿补钾的原则分批输入液体，观察补液的效果，准确记录第一次排尿时间及24小时出入量。

2. 饮食护理　给予清淡、易消化、低渣、高营养饮食，必要时遵医嘱进行禁食。

3. 皮肤护理　肛周护理：便后温水清洗臀部，再使用柔软的毛巾或者纸巾轻轻擦拭，保持臀部及会阴部皮肤的清洁、干燥。卧床期间尽量暴露会阴部及腹股沟处，减少摩擦，保持床单位干净整洁。

4. 密切观察病情

（1）监测生命体征，观察并记录大便次数、性状及量，正确收集粪便送检。

（2）观察全身中毒症状，如发热、烦躁、精神萎靡或嗜睡等。

（3）观察水电解质紊乱和酸碱平衡失调症状。

六、健康宣教

（1）向患者讲解疾病的病因、预后及皮肤护理等相关知识，正确认识并科学对待该疾病。

（2）乳糖不耐受患者应避免全脂牛奶。

（3）注意手的卫生：饭前、便后手要洗净。

（4）讲究食品卫生：食物要生熟分开，避免交叉污染。不食不洁、过期的食物。

（5）环境卫生：保持周围生活环境的干净、整洁。

（6）注意饮用水卫生：水煮沸后饮用，可杀灭致病微生物。

（7）搞好个人卫生，对患者用过的餐具、便器、卧具都应消毒、不与别人共同使用，避免疾病的传播和流行。

第十二节 抽搐和惊厥患者的急救护理

抽搐和惊厥是常见的神经精神性疾病，以突然的、不自主的、快速的、反复的、非节律性的单一或复合肌肉抽动和/或发声抽动为主要临床表现。其发病无季节性，起病年龄为2～21岁，以5～10岁患儿多见。研究显示，其男女发病比例约为4:1。

一、定义

抽搐指全身或局部骨骼肌发生短暂非自主的抽动或强烈收缩，常可引起关节运动和强直。惊厥指肌群收缩时发生短暂非自主的强直性或阵挛性抽搐，常为全身性、对称性，可伴或不伴意识障碍。

二、临床表现

1. 抽搐

（1）全身性抽搐：以全身骨骼肌痉挛为主要表现。患者突发意识模糊或丧失，全身骨骼肌强直收缩，牙关紧闭、呼吸不规则、面色青紫，继而四肢发生阵挛性抽搐、尿便失禁，发作半分钟左右自行停止，可反复发作或呈持续状态。

癫痫大发作：突发意识丧失，眼球向上、瞳孔散大、对光反射消失，先全身强直继而阵发性抽搐、呼吸肌强直收缩，可出现呼吸暂停，可有尿便失禁。

（2）局限性抽搐：为躯体或颜面部某一局部的连续性抽动。常表现为口角、眼睑、手或足等的反复抽搐；而手足抽搐症则呈间歇性四肢（以手部最明显）强直性肌痉挛，典型者呈"助产士手"。

2. 惊厥

（1）热性惊厥：是小儿呼吸道感染或其他感染性疾病早期在发热状态下出现的惊厥发作，无中枢神经系统感染证据及导致惊厥的其他原因，既往也无惊厥史。

（2）非热性惊厥：多由非感染性疾病所致，如癫痫、水电解质紊乱、低血糖症、药物中毒、食物中毒、遗传代谢性疾病、脑外伤、脑肿瘤等。

三、治疗原则

1. 病因治疗　有明确病因者首先进行病因治疗，如手术切除颅内肿瘤、药物治疗寄生虫感染，纠正低血糖、低血钙等。

2. 发作时治疗　立即让患者就地平卧；保持呼吸道通畅，吸氧；防止外伤及其他并发症。

3. 持续性状态的治疗　治疗目标为保持稳定的生命体征和进行心肺功能支持；终止持续状态的发作；减少发作对脑部的损害；寻找并尽可能去除病因和诱因；处理并发症，迅速控制发作是治疗的关键，否则可危及生命。

四、护理措施

1. 有窒息危险　与疾病发作时意识丧失、喉痉挛、口腔和气道分泌物增多有关。

（1）保持呼吸道通畅：置患者于头低卧位或平卧位头偏向一侧，松开衣领，解开腰带，取下活动性义齿，及时消除口腔和鼻腔分泌物，必要时备好床边吸引器和气管插管或气管切开包。

（2）病情观察：密切观察生命体征及意识、瞳孔变化，注意发作过程中有无心率增快、血压升高、呼吸减慢或暂停、瞳孔散大、牙关紧闭、尿便失禁等；观察并记录发作的类型、发作频率与发作起始和持续时间；观察发作停止后患者意识完全恢复的时间，有无头痛、疲乏及行为异常。

2. 有受伤危险　与发作时意识突然丧失、判断力失常有关。告知患者有前驱症状时立即平卧，采取保护措施，避免出现意外受伤；活动状态时发作，陪伴者应立即将患者缓慢置于平卧位，防止外伤，切忌用力按压患者抽搐肢体，以防骨折和脱臼；用棉垫或软垫对跌倒时易擦伤的关节加以保护；发作停止后意识恢复过程中有短时躁动的患者，应由专人守护，加保护性床档，必要时用约束带适当予以保护性约束。遵医嘱缓慢静脉注射地西泮，快速静脉滴注甘露醇，注意观察用药效果和有无出现呼吸抑制、肾脏损害等不良反应。

五、健康宣教

详细讲解该病的相关知识包括病因、症状、紧急应对的方法等，使患者及家属心理焦虑有所缓解，能够正确看待此病，并且使其在突发症状的情况下能够处理。

第十三节　癫痫患者的急救护理

癫痫是一种大脑功能出现短暂性障碍的慢性神经系统疾病，全世界有7000多万人受其影响，占世界人口的1%～2%，影响所有年龄、种族、社会阶层和地理区域的人。癫痫不但严重影响患者的日常生活，而且早死风险是正常人群的3倍，如果在疾病早期得到及时正确的诊断和治疗，70%患者可得到有效控制。

一、定义

癫痫是慢性反复发作性短暂脑功能失调综合征，以大脑神经元异常放电引起反复痫性发作为特征，是发作性意识丧失的常见原因。癫痫发作可表现为运动、感觉、意识、自主神经和行为等功能障碍。

二、病因

1. 特发性癫痫　病因并不清楚，可能与遗传相关。迄今为止，尚未发现特发性癫痫患者脑部存在足以引起癫痫发作的结构性损伤或生化异常。

2. 继发性癫痫　病因如下。

（1）皮质发育障碍：指大脑皮质部位出现的异常病变，与发育障碍有关。最终导致癫痫的反复发作。

（2）脑部肿瘤。

（3）头外伤：部分头外伤患者更容易发生癫痫。对于成年人，如车祸时的猛烈撞击、高空坠落造成脑部受伤、脑部手术术后发生癫痫等；对于婴幼儿，分娩时使用助产钳容易诱发婴幼儿外伤性癫痫。

（4）中枢神经系统感染：是一大类疾病的统称，具体包括结核性脑膜炎、神经梅毒、病毒性脑膜炎等。在某些人类免疫缺陷病毒（HIV）感染患者中，也可能出现癫痫发作。

（5）脑血管疾病：该类疾病包含很多疾病，但并不是所有脑血管疾病都会造成癫痫发作。有些脑血管疾病患者在出血2周后可能出现癫痫，此类属于脑血管病后癫痫。

（6）寄生虫感染：在我国，长江上游地区以脑型肺吸虫感染为主，中下游地区以血吸虫为主；北方以猪囊虫寄生诱发为主。目前我国此类情况较为少见。

（7）遗传代谢性疾病。

（8）神经变性疾病：如阿尔茨海默病、帕金森病晚期，都可能伴发癫痫发作。

（9）继发性脑病。

（10）其他：对于系统性红斑狼疮患者，有8%～20%会发生癫痫；糖尿病也可以发生癫痫；某些药物及疫苗接种也可能引起癫痫。

三、临床表现

癫痫的临床表现极多，但均有发作性、短暂性、重复性及刻板性的临床特点。

1. 部分性发作 为最常见的类型。

（1）单纯部分性发作：发作时程较短，一般不超过1分钟，无意识障碍。常以发作性一侧肢体、局部肌肉感觉障碍或节律性抽动为特征，或表现为特殊感觉性发作。

（2）复杂部分性发作：意识障碍，常出现精神症状及自动症。

（3）部分性发作继发泛化。

2. 全面性发作 特征是发作时伴有意识障碍或以意识障碍为首发症状。

（1）失神发作：通常称小发作，多见于儿童，患者突然意识短暂丧失，停止当时的活动，呼之不应，两眼瞪视不动，一般不会跌倒，手中持物可坠落，持续5～10秒立即清醒，继续原先的活动，但对发作无记忆。

（2）肌阵挛发作：多为遗传性疾病。

（3）阵挛性发作：仅见于婴幼儿。

（4）强直性发作：常在睡眠中发作。

（5）全身强直阵挛发作：又称癫痫大发作，以意识丧失和双侧强直后出现阵挛为临床特征。

（6）失张力发作。

3. 癫痫持续状态　指一次癫痫发作持续30分钟以上，或连续多次发作、发作间期意识或神经功能未恢复至正常水平。

四、治疗原则

1. 发作时治疗　立即让患者就地平卧；保持呼吸道通畅，吸氧；防止外伤及其他并发症；应用地西泮或苯妥英钠预防再次发作。

2. 发作间歇期治疗　服用抗癫痫药物。

（1）确定是否用药：半年内发作2次以上者，一经诊断即应用药。首次发作或间隔半年以上发作1次者，根据患者和家属的意愿，酌情选用或不用药。

（2）正确选择药物：根据癫痫发作类型和药物不良反应情况选择药物。

（3）尽可能单药治疗，且从小剂量开始，缓慢增量至最低有效剂量。

（4）长期规律用药：控制发作后必须坚持长期服药，一般全身强直阵挛发作、强直性发作、阵挛性发作完全控制需4～5年，失神发作停止半年后可考虑停药，且停药前应有缓慢的减量过程，1～1.5年无发作者方可停药。

（5）合理联合用药：对于2种单药治疗无效的患者，可联合用药。

五、护理措施

1. 发作时护理　发现发作先兆时，迅速将患者就地平放，避免摔伤，并解松领扣和裤带。将患者的头部放低、偏向一侧，床边备吸引器并及时进行吸痰，以保持呼吸道通畅。用牙垫或厚纱布垫在上下磨牙间，以防咬伤舌及颊部，但不可强行硬塞；抽搐发作时，切不可用力按压肢体，以免造成骨折；禁用口表测量体温。严密观察生命体征及神志、瞳孔变化，记录发作持续时间与频率；记录发作停止后意识恢复的时间。

2. 用药护理　药物治疗的原则为单一小剂量开始，尽量避免联合用药。坚持长期服药，疗程一般在4～5年，切忌癫痫发作控制后自行停药或不规则服药。服药前进行血常规、尿常规、肝肾功能的检查，其间定期做相应的复查。

3. 癫痫持续状态的护理

（1）迅速建立静脉通路：按医嘱缓慢静脉注射地西泮，速度不超过每分钟2mg，必要时可在30分钟内重复给药；也可用地西泮60～100mg溶于5%葡萄糖或生理盐水中，于12小时内缓慢静脉滴注。

（2）严密观察生命体征：若在用药过程中患者出现呼吸变浅、昏迷加深、血压下降等情况应暂停注射。

（3）连续抽搐者应控制入液量，按医嘱快速静脉滴注脱水剂，并给予氧气吸入。

（4）保持呼吸道的通畅。

4. 心理护理　理解患者紧张、焦虑的心情，指导患者进行自我调节，以维持良好的心理状态。

六、健康宣教

1. 疾病知识指导　给予清淡饮食，少量多餐，避免辛辣刺激性食物，戒烟酒。避免劳累、睡眠不足、饥饿、饮酒、便秘、情绪激动、妊娠与分娩、强烈的声光刺激、惊吓、长时间看电视、洗浴等诱因。

2. 用药指导与病情监测　坚持长期、规律用药，切忌突然停药、减药、漏服药及自行换药。坚持定期复查，首次服药后5～7天查抗癫痫药物的血药浓度、肝肾功能和血尿常规，用药后还需每月检测血尿常规，每3个月检测肝肾功能持续半年。抗癫痫药物多数为碱性，饭后服药可减轻胃肠道反应，较大剂量于睡前服用可减少白天镇静作用。

3. 安全与婚育　患者不应从事攀高、游泳、驾驶等在发作时有可能危及自身和他人生命的工作。特发性癫痫且有家族史的女性患者，婚后不宜生育。双方均有癫痫，或一方有癫痫，另一方有家族史者不宜结婚。

第二章 常见危重症患者的急救护理

第一节 高原性肺水肿患者的护理

急性高原性肺水肿是一种常见高原性疾病，多发在海拔3000m以上高原地区。该疾病在高海拔地区属于多发病，发病率高、起病急、症状显著、病情发展速度快，严重威胁患者生命安全。

一、定义

高原性肺水肿是由于人从平原地区快速进入高原地区后，人体难以快速适应低氧/缺氧环境，肺动脉压突然升高，进而增加肺血容量，导致毛细血管内液体渗出至肺间质及肺泡的一种可危及生命的非心源性肺水肿。临床上头痛、呼吸困难、咳嗽、活动受限等一系列急重症症状较常见，且症状发展迅速，可危及生命。

二、临床表现

1. 症状 大多数患者早期有不同程度的咳嗽、干咳或少量痰液，随后可出现大量白色或粉红色泡沫痰等。有些患者有头痛、头晕、心悸、胸闷、气促、乏力、失眠、恶心、呕吐。严重者出现呼吸困难、烦躁不安、嗜睡等。
2. 体征 患者颜面、口唇、甲床等出现不同程度的发绀。心动过速、呼吸急促、低热（体温≤38℃）、吸气相湿啰音等。
3. 伴随症状 通常可能伴有其他症状，不同的伴随症状可能提示不同的疾病。

（1）高原性肺水肿伴低氧血症：多见于慢性阻塞性肺疾病。

（2）高原性肺水肿伴嗜睡：多见于高原性脑水肿。

三、治疗原则

1. 非药物治疗　①吸氧。②保持呼吸道通畅。③休息与保暖。④严格控制输入液体量和输液速度。⑤向海拔低处区域转移。⑥高压氧治疗。

2. 药物治疗

（1）降低肺动脉压：①扩血管药物，硝苯吡啶、酚妥拉明等。②氨茶碱，是茶碱与乙二胺的复盐，与抑制磷酸二酯酶、提高细胞内环磷酸腺苷和环鸟苷酸浓度升高含量有关，是治疗高原性肺水肿的有效药物，可降低腔静脉及右心房压力，并降低肺动脉压，强心、利尿，降低周围血管阻力。

（2）利尿药：呋塞米或乙酰唑胺等，有脱水、减少血容量、减轻右心负荷、降低肺血管阻力的作用。

（3）糖皮质激素：主要是抗炎作用，可稳定血管内皮细胞及肺泡上皮细胞功能，降低毛细血管通透性，解除支气管痉挛，促进肺内渗出液的吸收。

（4）其他：如患者发生心力衰竭、呼吸衰竭、呼吸道感染，根据症状和病情予以强心、兴奋呼吸、抗感染等治疗。

四、护理措施

1. 一般护理

（1）卧床休息：患者取坐位或半坐卧位，双腿下垂，减少回心血量，从而减轻肺水肿。

（2）心理护理：做好心理护理是疾病康复的基础。由于许多患者初次进入高原地区，对高原病了解较少，常会产生紧张、恐惧等心理，因此医护人员应热情接待患者，给患者讲解有关高原病的知识，消除患者紧张、焦虑和恐惧心理，增强其治疗和康复信心。

2. 专科护理

（1）吸氧：依据患者病情遵医嘱正确选用氧气治疗装置，重症患者应采用面罩加压吸氧法和高压氧舱疗法，轻症患者可采用鼻导管吸氧。

（2）保持呼吸道通畅：协助患者咳嗽、排痰，对痰液黏稠者，可采用超声雾化吸入疗法以稀化痰液，有利于痰液咳出。

（3）迅速建立静脉通路：遵医嘱给予镇静、降低肺动脉压及抗感染药物。在输液过程中滴速不宜过快，以20～30滴/分为宜。

（4）记录24小时液体出入量，每4小时一次监测体温，密切观察其变化，高热时给予物理降温（亚低温降温），必要时遵医嘱使用药物降温。

（5）密切观察神志、生命体征、面色、肢端皮肤颜色、温度及尿量变化，合理调整安排补液速度，准确记录每小时尿量，评估组织灌注及肾功能情况，动态监测尿量及尿比重。如患者末梢循环差，血压低，应注意保暖，注意使用血管活性药的注意事项。

五、健康宣教

（1）进入高原前必须做严格的健康检查，患有严重的器质性心血管病或肺部疾病患者不宜进入高原，若必须进入高原可听取医师专业意见，服用药物进行预防。

（2）在途中注意保暖，慎防感冒。如有轻微的高原反应，不必紧张，可适当吸入氧气。

（3）避免海拔高度上升过快，当海拔高度超过3000m后，应当控制每日上升高度不超过300m，缓慢上升可以给机体提供更多的时间产生保护性生理反应，从而可延迟病理生理反应的发生。

（4）进入高原1周内要注意休息，减少活动量，避免过度疲劳及剧烈活动。因为过度疲劳、睡眠不足及剧烈活动均可降低人体抵抗力，降低对缺氧的耐受性，增加组织耗氧使肺血容量增加，从而促使肺水肿的发生。保持适当的休息，待完全适应高原环境后方可从事其他活动。

（5）进入高原地区后，宜摄入清淡、易消化、富营养的饮食。避免饮酒，避免使用安眠药。

（6）进入高原后，机体出现症状时应尽早治疗，采取治中有防、治轻防重、防治结合的原则，以最大限度降低发病率。

第二节　高原性脑水肿患者的护理

高原性脑水肿是急性高原病的类型之一，是高致死性急性高原病，发病急。患者若未得到及时治疗，将危及生命。急性高原性脑水肿由于多发于高原等地区，医疗条件有限，护理难度大。

一、定义

高原性脑水肿是由急性缺氧引起的中枢神经系统功能严重障碍。发病的常见诱因是人体急速进入高原，或从高原迅速进入更高海拔地区，或久居高原者在某些因素（如过劳、上呼吸道感染、剧烈运动、精神剧变等）的诱发下，导致机体对高原低压性缺氧的不适应，由于脑缺氧而引起的严重脑功能障碍，出现严重的神经精神症状，甚至昏迷和/或共济失调。高原性脑水肿是急性高原病中最严重的类型之一。

二、临床表现

高原性脑水肿起病急骤，绝大多数是在快速进入高原后数小时至3天内发病，也有部分患者是从高原进入更高海拔地区时发病。临床表现以神经系统症状为主。

1. 前驱期症状和体征　临床突出表现是意识障碍，症状呈进行性进展，严重者可以出现昏迷，患者在发生昏迷前常有一些先兆症状和体征。在昏迷前数小时至1～2天常出现剧烈头痛且呈进行性加重、恶心、呕吐（多为喷射性频繁呕吐）、发绀、气促、不思饮食、嗜睡、意识朦胧、精神萎靡、神志恍惚、注意力不集中、语无伦次、定向障碍等。一旦患者出现以下表现，即昏迷先兆：①头痛加剧、频繁呕吐。②神经系统症状由兴奋转为抑制或强烈兴奋。③突发谵语，尿便失禁。④腱反射减弱，有病理反射出现。

2. 昏迷期症状和体征　突然出现意识丧失，对周围一切事物无反应，呼之不应，问之不答。神经反射、病理反射、生命体征、肌力和肌张力异常改变。绝大多数为轻度昏迷，昏迷时间较短，意识丧失多在数小时至48小时恢复，昏迷7天以上者较少见。昏迷的深度和时间与海拔高度呈正相关，在海拔4000m以上地区昏迷时间越长、程度越深，则病情越重，预后也越差。

三、治疗原则

1. 昏迷前期治疗

（1）安静卧床休息，保持室内空气新鲜，通风良好。

（2）严密观察患者生命体征及意识状态的变化。

（3）给予吸氧：以低流量吸氧为主。

（4）给予脱水剂治疗。

（5）兴奋、烦躁的患者可给予氯丙嗪50mg，口服或肌内注射1次。

2. 昏迷期治疗

（1）保持呼吸道通畅，保证足够的吸氧，治疗前应检查口腔、喉部和气管有无梗阻，并用吸引器吸出分泌物，防止窒息。①鼻导管或面罩给氧：以2～4L/min为宜。可以间断地将氧流量增加至4～6L/min。②正压给氧：对伴有呼吸衰竭和呼吸道分泌物过多的患者应尽早行气管插管或气管切开和呼吸机或呼吸气囊正压给氧。③高压氧疗法：高压氧压力一般保持在1～3个绝对大气压，每日1～2次，每次1～2小时，5～15次为一个疗程。出舱时减压速度不宜过快，以防反跳而加重。

（2）脱水利尿，降低颅内压。①地塞米松：使用地塞米松治疗高原性脑水肿越早越好。②高渗脱水剂：成人一般用20%甘露醇250ml，15～30分钟快速加压静脉推注完毕，每天2～4次，必要时每4小时重复使用。③利尿药：呋塞米20～40mg，静脉推注，每天2～3次。

（3）补液及补液种类：高原性脑水肿患者，应慎重补液，尤其对于高原性脑水肿合并肺水肿、心力衰竭的患者，应严格控制液体入量及补液速度。①补液量及补液种类：患者液体入量按照出量计算，治疗高原性脑水肿时，要求在开始脱水的1～2天，出入量处于适当的负平衡状态，维持在500～1000ml，3～4天后应尽可能维持在平衡状态。补液入量粗略计算公式为每日的总入量＝前一日尿量＋500ml，总量不超过3000ml/24h。液体输注速度控制在100～150ml/h。②补液种类：一般选择10%或15%葡萄糖注射液，必要时可用5%葡萄糖氯化钠注射液。谨慎使用生理盐水，避免加重脑水肿。

（4）促进脑细胞代谢及改善脑循环的药物：能量合剂可补充因脑缺氧造成的脑细胞能量生成不足，有利于脑细胞功能的恢复，可保护脑细胞减轻缺氧引起的损害。常用腺苷三磷酸（ATP）、细胞色素C和辅酶A静脉滴注。

（5）纠正水电解质紊乱及酸碱平衡失调：因高原性脑水肿而昏迷的患者，由于无法进食及应用脱水药、利尿药，一般均存在低钾及酸中毒，应监测电解质、血气分析，及时发现并纠正水电解质紊乱及酸碱平衡失调。

（6）预防和控制感染：对于昏迷时间较长的患者，极易发生肺部感染和泌尿系统的继发性感染，应定时给患者翻身、叩背，促进痰液排出，预防感染的发生。

（7）低温疗法：是降低机体耗氧量的有效措施，可减少脑血流量、降低脑组织耗氧量、促进受损细胞功能恢复、消除脑水肿。降温方法包括体表冰袋降温和冬眠药物降温。

（8）肠外营养：指从静脉供应患者所需要的"全部"营养要素，包括静脉输注氨基酸、脂肪乳、维生素等。

四、护理措施

1. 昏迷前期的护理

（1）密切观察患者生命体征、意识状态的变化。

（2）严格卧床休息。

（3）保持呼吸道通畅，遵医嘱给予吸氧，以持续低流量吸氧为主。

（4）根据患者病情，遵医嘱给予相应治疗。

2. 昏迷期的护理

（1）病情观察：密切监测并记录患者生命体征、意识、瞳孔的变化；观察有无恶心、呕吐及呕吐物的颜色、性质和量；观察皮肤弹性及有无脱水现象；观察有无消化道出血和脑疝的早期表现。发现异常及时通知医师。

（2）加强基础护理：为患者提供安静、舒适的病室环境，保持病室温度在18～22℃、湿度以50%～60%为宜；保持床单位整洁、干燥，减少对皮肤的机械性刺激，保持肢体功能位，定时给予患者翻身、叩背，骨突处可给予贴膜保护；做好大小便护理，保持外阴部皮肤清洁干燥；注意口腔卫生，鼻饲患者给予口腔护理1～2次/日；保证患者安全，合理使用保护具，防止意外发生。

（3）保持患者呼吸道通畅：平卧头偏向一侧或侧卧位，取下义齿，及时清理口鼻腔分泌物，防止舌根后坠、窒息、误吸和肺部感染。必要时给予吸氧，辅助通气护理。

（4）饮食护理：遵医嘱定时给予鼻饲流质饮食，保证足够的营养供给；进食时至进食后30分钟抬高床头，防止食物反流；每次鼻饲量以200～300ml为宜，鼻饲液温度保持在38～40℃，避免过冷或过热，鼻饲灌注前先回抽胃液，检查胃管是否在胃内，灌注速度不宜过快，以免引起呃逆或呕吐，必要时可用肠内营养输注泵匀速泵入；准确记录出入量，预防营养失调和水电解质紊乱；定期更换胃管。

（5）皮肤护理：①评估患者发生压疮的危险因素（如患者病情、意识状态、营养状况、肢体活动能力、自理能力、排泄情况及合作程度等）和易患部位。②避免局部组织长期受压。每2小时翻身、保护骨突处和支持身体空隙处、应用减压敷料及减压床垫。③避免或减少摩擦力和剪切力的作用。④保护患者皮肤，避免局部不良刺激：保持患者皮肤和床单位清洁干燥。⑤促进皮肤血液循环。长期卧床患者，每日进行主动或被动的全范围关节运动练习，以维持关节活动性和肌肉张力，促进肢体血液循环，减少压疮发生。⑥改善机体营养状况。⑦在病情允许的情况下，鼓励患者尽早离床活动。⑧实施健康宣教。

（6）补液治疗：补液应慎重，尤其是高原性脑水肿合并有肺水肿、心力衰竭的患者，应严格控制液体的入量及补液的速度，避免诱发急性肺水肿和心力衰竭的发生。

（7）预防并发症：预防压疮、尿路感染、肺部感染、深静脉血栓形成等并发症的发生；每2小时翻身、叩背、吸痰，观察皮肤情况和痰液的颜色、性质及量；长期卧床患者注意被动活动和抬高肢体，预防下肢深静脉血栓形成；留置尿管患者每日给予会阴部冲洗，定时更换留置尿管，观察尿液颜色、性质、量，如患者病情好转及时拔除留置尿管。

（8）心理护理。

五、健康宣教

高原性脑水肿若能早期诊断和及时治疗，大多数患者能获得痊愈，不留后遗症。个别病例因延误治疗或脑组织损害严重或昏迷时间过长，可遗留有不同程度的视物模糊、记忆力减退、瘫痪、声音嘶哑、失语等。高原性脑水肿患者昏迷时间越长，并发症越多，则预后越差。为了防止高原性脑水肿的发生，应做到如下几方面。

1. 进入高原前

（1）应做全面的健康检查。心肺功能异常和既往有脑部疾病和精神障碍者，禁忌到高原地区或更高海拔区。曾在高原发生过肺水肿和脑水肿者也不宜再到高原地区。如患有呼吸道感染或肺部感染以及其他原因引起的急性发热，待治愈后再进入高原为宜。

（2）加强健康宣教，增加对该病的防治知识。

（3）应加强耐氧训练，如长跑、爬山、打球等运动。

2. 进入高原途中　注意防寒保暖，预防感冒。高原环境昼夜温差大，避免受凉、感冒。如出现急性高原反应或上呼吸道感染等，应积极治疗，待症状消失后经过一段时间再继续登高为宜。

3. 进入高原后

（1）避免剧烈运动和过度疲劳。应注意休息，禁烟酒。

（2）注意合理膳食、保持良好的饮食习惯，饮食应多样化，尽量做到荤素结合、营养素均衡和全面。保证每日有足够的蛋白质摄入，少吃动物脂肪，多摄入富含纤维素的食物。

（3）当出现剧烈头痛、呕吐（喷射状呕吐）、情绪性格明显改变等症状时应多注意。若症状不见缓解甚至恶化，要及时治疗或下撤至低海拔地区。

第三节　慢性高原性红细胞增多症患者的护理

慢性高原性红细胞增多症一直是长期生活在高原地区居民的常见病、多发病，其发病率与海拔高度、性别、胖瘦及吸烟与否密切相关。一般易发生在海拔3000m以上地区，并且随海拔高度的升高，发病率直线上升。

一、定义

高原性红细胞增多症简称高红症，是由于高原低氧引起的红细胞过度代偿性增生（即红细胞增生过度）的一种慢性高原病。慢性高原病是长期生活在海拔3000m以上高原的世居或移居者对高原低氧环境逐渐失去习服而导致的临床综合征，主要表现为红细胞增多（女性Hb＞190g/L，男性Hb＞210g/L），可导致血液黏稠度增加、微循环障碍、血栓形成、广泛的脏器损伤和睡眠障碍。

二、临床表现

早期主要以缺氧及血红蛋白不断增高为主，若超过一定限度则会出现血流缓慢、淤滞，甚至血管闭塞，导致大脑供血不足，产生相应临床症状。主要表现为头痛、头晕、乏力、记忆力减退、食欲减退、肢体麻木、心悸、心脏增大、肺动脉高压等，同时伴有多血质外貌。晚期以出血为主要症状，主要表现为消化道出血，少数患者表现为颅内多发出血。

三、治疗原则

1. 改善缺氧　可使用低流量吸氧法改善患者缺氧症状，进而改善临床症状。但对重型患者单纯吸氧常不能奏效，需同时进行药物治疗。病情严重者可采用高压氧治疗，改善机体缺氧状态和微循环痉挛，进而降低肺循环后负荷压力，从而降低肺动脉压。

2. 放血疗法　有血液稀释疗法、红细胞单采疗法等，均能降低患者血红蛋白浓度，进而缓解临床症状。

3. 抗凝和抗栓　有血管内栓塞者，使用肝素或双香豆素抗凝抗栓治疗。

4. 中医药　中医药治疗高原性红细胞增多症是我国的独特优势，也取得了较好的结果。根据中医辨证，该病以血瘀气滞为主症，治疗当以活血化瘀、行气活络为主。

5. 其他　对于病程长、病情严重者，可转入低海拔地区生活。

四、护理措施

1. 休息与活动　病室内环境安静，空气洁净，患者采取舒适体位。室内温度保持在18～20℃、湿度在50%～60%，特别是冬季注意保暖，防止寒冷空气的刺激使咳嗽加剧，而加重心脏负担。症状明显时，指导患者绝对卧床休息，呼吸困难者可采取半卧位，必要时予以床档保护。此外，患者应保持充足的睡眠，睡前不宜饮浓茶、饮酒等。病情允许的前提下，指导患者适度进行肢体活动或室内活动，以促进血液循环，预防血栓的形成。

2. 饮食　给予患者低盐低脂饮食，并保证足够纤维素摄入，忌饮酒吸烟，少食辛辣刺激、生冷食物。另外，高原地区寒冷的环境会导致人体消耗更多的能量，因此也应注意保证高热量、高蛋白饮食，宜多进食鸡蛋、牛肉、牛奶等优质蛋白。

3. 吸氧　对于轻型患者可明显减轻症状，鼻导管予以 1 ～ 2L/min 低流量、低浓度持续吸氧，但重型患者需给予药物治疗和高压氧治疗。

4. 病情观察　观察患者有无头痛、头晕、睡眠障碍、乏力、发绀、结膜充血、皮肤紫红等症状，遵医嘱给予对症处理。对于病情较重的患者，应密切监测生命体征、神志变化，以及有无心力衰竭、肾衰竭的临床表现，有无下肢水肿、喘憋等症状，观察 24 小时出入量变化，随时做好抢救配合工作。

5. 用药护理　遵医嘱用药，注意观察用药后患者心率、呼吸、血压等生命体征变化，尤其是手术治疗后对患者药物治疗的观察。

6. 心理护理　协助患者尽快适应医院的环境和生活方式，减轻心理焦虑和压力，同时协助患者了解疾病的过程，共同制订康复计划，在患者活动和呼吸锻炼中给予鼓励，并告知良好心态对于本病的重要性。

五、健康宣教

1. 活动宣教　避免高强度体力劳动，劳逸结合，保证充足的睡眠。对于重症患者，应根据病情做适当活动，以促进血液循环，避免血栓形成。适当进行体育运动，以不劳累或活动后无不适为宜，如散步、打太极拳等，尽可能地从大气中摄取更多的氧，以适应高原缺氧环境。

2. 饮食宣教　饮食以清淡易消化为主，少食多餐，同时保证高蛋白、高热量、多维生素摄入，条件允许情况下多进食水果、蔬菜，同时避免辛辣刺激性食物。此外，糖在高原环境中起到提高动脉氧含量、增加肺泡毛细血管气体交换、提高机体耐氧能力的重要作用，因此应告知患者适量进食糖类食物。

3. 坚持呼吸功能锻炼　慢性高原性红细胞增多症患者潮气量小，呼吸浅快，易产生无效通气。因此，应指导患者进行深而慢的呼吸运动以改善肺功能。具体方法是：腹式呼吸，深吸气缓慢呼出，频率控制在 4 ～ 6 次/分，每天练习 2 ～ 3 次，每次 3 ～ 5 分钟。长期坚持呼吸锻炼可以增加肺泡通气量，减少无效通气，增强呼吸肌力量，改善肺循环，提高氧饱和度和氧分压。

4. 严格戒烟限酒　吸烟可使肺组织受损，导致肺通气功能下降，进一步加重机体组织脏器缺氧。酒可以导致血管收缩，加重心脏负担，影响肺循环。

5. 预防感染　高原地区寒冷且空气干燥，昼夜温差大，易发生呼吸道疾病。因此，应注意天气变化，做好保暖工作，适量饮水。坚持体育锻炼，提高机体免疫力。

6. 随访　出院患者积极进行门诊随访，预防临床症状发生。

7. 其他　定期脱离高原低氧环境，到低海拔地区生活，临床症状会减轻甚至消失。

第四节　慢性高原性心脏病患者的护理

高原性心脏病可分为小儿高原性心脏病和成人高原性心脏病。本病易发生在3000m以上高原，多为慢性经过，个别初进高原者特别是儿童可以急性或亚急性发病。

一、定义

高原性心脏病通常指发生在海拔3000m以上由低氧低压引起肺动脉高压，导致右心肥厚和/或右心衰竭，甚至累及左心室结构及功能的一种慢性高原病。关于对该病的命名，在国内通常使用高原性心脏病，国际上通常称为高原性肺高血压（high altitude pulmonary hypertension，HAPH）。

二、临床表现

慢性高原性心脏病症状表现极不一致，这与病情轻重、病程长短、其他系统器官受损情况及个体耐受性有关。一般起病缓慢，多呈慢性经过，个别急速进入高原地区也可突然发病。具有重要意义的初发症状有头晕、头痛、心悸、气促、失眠、乏力、水肿等。从各系统来看，以胸闷、心悸、食欲减退、尿少和手足发麻等症状为多见。活动后多有呼吸困难及心前区疼痛，疼痛如针刺样或为隐痛，偶有类似心绞痛发作，但程度较轻，而持续时间较长。有些患者表现为夜间突发性心前区压迫感而被迫坐起。部分患者平时无明显症状，只是在劳累、感染、精神紧张、重返高原或进入更高海拔地区时才出现症状。心力衰竭时上述症状加重，常伴有咳嗽、咳血性痰、腹胀、全身水肿、发绀、结膜充血、心尖搏动弥散、心界扩大、心率增快、肺动脉第二心音亢进和/或分裂及心前区1～3级收缩期杂音。当出现右心衰竭时，以体静脉淤血表现为主，表现为消化道症状、劳力性呼吸困难、肝脾大、肝颈静脉回流征阳性、身体低垂部位对称性凹陷性水肿，严重者可出现胸腔积液、腹水及全身水肿。

三、治疗原则

1. 休息和吸氧 避免从事中等以上体力劳动，重者卧床休息。给予持续低浓度吸氧，使血氧分压＞50mmHg或血氧饱和度＞85%。

2. 降低肺动脉压力 可选用硝苯地平、酚妥拉明、氨茶碱等药物。

3. 加强心肌营养 常用大剂量维生素C、ATP、辅酶A和细胞色素C等。

4. 对症治疗 出现心力衰竭时，可采取强心利尿、低盐饮食、活血化瘀和降低心脏前后负荷等方法。限制体力活动，严重者必须卧床休息，限制钠盐的摄入。为提高心肌收缩力可使用地高辛等洋地黄类药物。此外，纠正低氧血症和维持电解质平衡也十分重要。若出现心律失常，与其他心血管病所致心律失常的治疗原则一致。

5. 等容稀释治疗 可使患者肺通气量增加，肺动脉压力下降，血氧饱和度增加，可明显改善高原性心脏病患者的发绀、胸闷、气促、无力及头痛等症状。方法：每次给患者放血300～500ml，然后输入0.9%生理盐水或低分子右旋糖酐300～500ml，每周1次，连续3～5次，以稀释血液降低血液黏稠度，改善循环，提高血氧饱和度。

6. 转低海拔地区治疗 对病程长且反复发作、在高原上疗效不佳或出现心力衰竭者，宜转送低海拔地区治疗，以后不宜重返高原。

四、护理措施

（1）监测患者体温、脉搏、呼吸、血压等生命体征，观察其发绀程度。

（2）遵医嘱给予吸氧，4～6L/min。

（3）指导患者取半卧位休息。

（4）监测患者出入量、观察肾灌注，限制液体入量，控制静脉输液总量及滴速，每分钟不超过30滴；如果患者尿量减少或出现灌注不良的症状（出汗、皮肤发凉、烦躁、神情恍惚等），应及时通知医师。

（5）遵医嘱应用利尿药，并观察有无出现低血钾、低血钠、低血容量、代谢性酸中毒等不良反应。监测患者血钾变化，如有低钾血症遵医嘱给予补钾治疗。向患者说明限钠的重要性，给予低盐饮食，严格控制含钠食物及药物的应用。

（6）监测患者心力衰竭的早期症状和体征。

（7）遵医嘱给予强心药，严格用法、用量、速度并观察效果，如患者心率＜60次/分，出现头痛、恶心、呕吐、头晕、视物模糊、黄疸、绿视等反应，应立即停药。

（8）每日评估患者有无颈静脉怒张、周围性水肿、肝颈静脉回流征、食欲减退、恶心等肝淤血表现。

（9）评估患者的合作潜力，给予患者讲解此疾病的诱因、危险因素及治疗方法，记录患者对指导的反应，指导患者及家属正确用药、避免劳累等。

（10）安慰患者，消除其紧张、恐惧心理。

五、健康宣教

在高原上，虽然不能通过改变缺氧环境防止高原性心脏病的发生，但其发生有很多因素和环节，可以通过加强高原卫生常识的普及教育和高原保健，在一定程度上避免高原病的发生或延缓发病、减轻病情。应注意以下几方面。

（1）保持良好的心态：良好的心态是有效防治高原性疾病的前提，居住在高原地区的人们应当调整好心理状态，以主动正常的心态适应高原环境。

（2）注意劳逸结合，避免过度劳累，注意生活规律化，安排和处理好睡眠。

（3）饮食注意多样化，不偏食，不暴饮暴食，多食新鲜蔬菜和水果，多饮水。在缺乏新鲜蔬菜的地区，每日可补充一定量的维生素，以满足机体的需要。

（4）确定合理的运动量，适当的运动以不感到心悸、气短为宜。循序渐进、持之以恒即能收到防治的效果。

（5）防治上呼吸道感染，增加户外活动，增强抗寒能力，降低呼吸道感染的发病率。一旦发生感染，应及时彻底治疗。

（6）定期进行体检和门诊随诊，按时服药。对高原性心脏病合并心力衰竭的患者可转至低海拔地区生活。

第五节　高原性肺动脉高压患者的护理

高原性肺动脉高压指长期生活在海拔3000m以上的人群，由于低压性缺氧引起肺小动脉的功能和器质性改变。西藏地区由于海拔高，气压低，空气稀薄，空气中含氧量相对低，极易出现缺氧的情况，肺动脉高压病因与平原地区存在较大差异。

一、定义

高原性肺动脉高压指静息状态下右心漂浮导管测量肺动脉收缩压＞25mmHg。高原性肺动脉高压分为急性肺动脉高压和慢性肺动脉高压。急性肺动脉高压指自平原进入高原地区（海拔3000m以上），因缺氧机体适应不全，引起肺动脉压升高。慢性肺动脉高压指长期生活在高原地区，因慢性缺氧所致肺动脉血压增高的疾病。

二、临床表现

1. 典型症状

（1）呼吸困难：最常见，多为首发，表现为活动后呼吸困难，进行性加重。

（2）胸痛：常于活动后或者情绪激动出现，由右心室负荷增加、耗氧量增多及冠状动脉供血减少引起心肌缺血所致。

（3）头晕或者晕厥：由心输出量减少，脑组织供血突然减少所致，常在活动时出现，有时在休息时也可以发生。

（4）咯血：通常为小量咯血，有时也可出现大咯血而致死亡。

（5）疲乏：因心输出量减少，氧交换和运输减少引起的组织缺氧。

2. 并发症　原发性肺动脉高压会引发右心功能失代偿，也可导致右心衰竭、体循环淤血、肝大、腹水、下肢水肿等并发症，严重时会导致心源性猝死。

三、治疗原则

1. 体力活动和专业指导下的康复　肺动脉高压患者应在药物治疗的基础上、在专业指导下进行运动康复训练。

2. 妊娠、避孕及绝经后激素治疗　国内外指南一致推荐不建议肺动脉高压患者妊娠，关于避孕方式暂无明确推荐。

3. 择期手术　对肺动脉高压患者即使进行择期手术也会增加患者风险，接受择期手术者，硬膜外麻醉可能比全身麻醉耐受性好。

4. 预防感染　肺动脉高压患者容易合并肺部感染，而肺部感染是加重心力衰竭甚至导致死亡的重要原因，推荐肺动脉高压患者预防性应用流感疫苗和肺炎链球菌疫苗。

5. 社会心理支持　研究显示，肺动脉高压对患者情绪产生重大影响，焦虑发生率为20%～40%，抑郁发生率为21%～55%，58%的肺动脉高压患者存在认知后遗症。因此，应充分评估患者的精神心理状态，鼓励家属给予心理支持，必要时请专科进行干预和支持。

6. 旅行　对于WHO心功能分级为Ⅲ～Ⅳ级、动脉血氧分压＜60mmHg的肺动脉高压患者，在航空旅行时建议吸氧。肺动脉高压患者应避免前往海拔高于1500～2000m的地区。

四、护理措施

（1）注意休息，避免长时间站立，保持病室安静舒适。

（2）合理饮食，减少钠盐摄入，调节供氧。

（3）密切观察病情，监测血压。

（4）坚持按医嘱服用降压药。

（5）密切观察病情变化，及时通知医师处理。

（6）遵医嘱用药不可自行增减和停药。

（7）观察药物的副作用，如有不适应立即告知医师。

（8）嘱患者保持精神放松，不宜过度紧张，生活规律。

（9）向患者介绍该病的相关知识，增强战胜疾病的信心。

五、健康宣教

（1）保持充足的休息和适当体力活动。

（2）保持健康的生活方式，戒烟酒、避孕和正确使用避孕药。

（3）避免在高原地区旅游或居住。

（4）监测血压，避免血压过低的状态，减轻精神压力。

（5）遵循健康的饮食，限制食盐的摄入量（＜6g/d），减轻水肿及心脏负担。

第六节　过敏性休克患者的护理

过敏性休克是一种致命性过敏反应，其发病率从21世纪初开始呈上升趋势。通常发病急，病情凶险，若不及时作出判断及时处理，常威胁患者的生命。

一、定义

过敏性休克指机体接触变应原后，突发的、严重的、危及生命的过敏反应，通常在患者接触变应原数分钟至数小时内发作，可表现为皮肤黏膜及胃肠道症状，呼吸困难、血压下降，神志不清、意识丧失，严重者发生呼吸心搏骤停。

二、临床表现

接触变应原几分钟至数小时内出现皮疹、呼吸困难、血压下降、胃肠道症状等表现。

1. 血压下降

（1）婴儿与儿童：收缩压低于相应年龄的正常值。＜1岁，收缩压＜70mmHg；1～10岁，收缩压＜（年龄×2＋80）mmHg；11～17岁，收缩压＜90mmHg，或比基础值下降＞30%。

（2）成人：收缩压＜90mmHg或比基础值下降＞30%。

2. 皮肤黏膜症状　面红、瘙痒、荨麻疹、血管性水肿、麻疹样皮疹；眶周瘙痒、红斑和水肿，以及结膜红斑、流泪；口唇、舌、上腭和外耳道瘙痒及口唇、舌和腭垂肿胀；外生殖器、手掌和足底瘙痒。

3. 呼吸系统症状　鼻痒、鼻塞、流涕、打喷嚏；喉部瘙痒发紧、发声困难、声音嘶哑、喘鸣、非连续性干咳；呼吸频率增快、气促、胸闷、深咳、喘息支气管痉挛；发绀；呼吸停止。

4. 循环系统　胸痛；心动过速、心动过缓（少见）、心悸；低血压、昏厥感、尿便失禁；心搏骤停。

5. 胃肠道症状　持续腹痛、恶心、呕吐、腹泻。

6. 中枢神经系统　濒死感、不安；精神状态改变；头晕、意识模糊等。

三、治疗原则

迅速脱离变应原，肾上腺素肌内注射是其治疗的关键，呼吸心搏骤停时立即行心肺复苏。

1. 一般治疗

（1）监护：心率、血压、血氧饱和度监测；尿量；经救治脱离生命危险时仍需至少监护12小时。

（2）吸氧。

（3）人工气道：气道水肿或支气管痉挛导致严重呼吸困难时，可考虑气管插管或气管切开，紧急情况下可对成人行环甲膜穿刺术。

（4）液体复苏：建立静脉通路，予患者静脉补液治疗。

（5）心肺复苏：患者出现呼吸心搏骤停，立即予心肺复苏。

2. 药物治疗　由于个体差异大，用药不存在绝对地最好、最快、最有效，除常用非处方药外，应在医师指导下充分结合个人情况选择最合适的药物。

（1）肾上腺素：如心搏呼吸骤停时，神志不清、嗜睡、意识丧失、支气管痉挛、喉头水肿、发绀、重度血压下降时可使用，为常规的抢救药品。

（2）H_1受体拮抗剂：缓解皮肤黏膜症状，不作为抢救用药。常用药物有西替利嗪、氯雷他定、马来酸氯苯那敏等。

（3）吸入β_2受体激动剂：支气管痉挛、呼吸困难、喘鸣的患者，可吸入短效β_2受体激动剂，如沙丁胺醇等。

（4）糖皮质激素：可减轻气道痉挛，降低过敏双相反应及迟发相反应。

四、护理措施

（1）一旦确认患者发生过敏性休克，立即停用或消除引起过敏反应的物质。

（2）就地抢救，使患者平卧。

（3）立即皮下或肌内注射0.1%肾上腺素0.5～1.0mg，小儿酌减。症状不缓解，遵医嘱间隔20～30分钟再皮下或静脉注射0.5mg。

（4）建立静脉通路。保暖，防止寒冷加重循环衰竭。

（5）吸氧，改善缺氧状况。呼吸抑制时，遵医嘱注射尼可刹米、洛贝林，如呼吸停止，行人工呼吸；喉头水肿或明显呼吸困难者可行气管切开。

（6）遵医嘱予地塞米松5～10mg静脉注射或氢化可的松100～200mg加入500ml葡萄糖溶液中静脉滴注；抗组胺类药物如异丙嗪、苯海拉明；血管活性药物，如多巴胺、间羟胺等。

（7）心搏骤停者，应立即给予心肺复苏。

（8）评估患者生命体征、尿量并做记录。

五、健康宣教

1. 日常生活管理

（1）避免接触变应原。

（2）识别过敏反应并学会紧急处理。

（3）饮食：对于某类食物过敏的患者，日常生活中应避免食用及接触该类食物。

（4）运动：运动诱发过敏反应的患者，生活中避免剧烈运动。

（5）生活方式：对于出现过严重过敏反应的患者，可于家中备用肾上腺素，避免接触变应原。

（6）情绪心理：避免焦虑，保持平和的情绪。

2. 家庭护理 遇到过敏性休克的患者应做如下处理。

（1）立即拨打急救电话或就近送医。

（2）使患者立即脱离变应原，平卧，可抬高其双腿。

（3）呕吐的患者，保持患者头部偏向一侧并清除口腔异物。

（4）若患者出现呼吸心搏骤停，立即行心肺复苏。

（5）家中备有肾上腺素注射液及注射器者，可向专业医护人员学习后，出现过敏性休克时使用。

3. 预防

（1）制订书面个性化的严重过敏反应行动计划。

（2）避免接触变应原，如就诊或购药时告知医师或药师过敏史，食物过敏者仔细阅读食物材料配方，外出就餐告知厨师或服务员用餐忌口；昆虫叮咬过敏者勿入草丛、树林等昆虫密集区域或做好防护等；避免过敏诱因，如剧烈运动、饮酒、过度劳累、极冷极热、花粉等。

（3）建议患者佩戴医疗报警手环或项链，注明对药物或其他物质过敏史，备有肾上腺素的急救药箱，并确保药物在保质期内。

第七节 急性中毒患者的护理

急性中毒是急诊科常见的急危重症，病死率高。该类患者的病情变化较快，且来势凶猛，该治疗过程必须快速且成功进行，如果不及时治疗会危及患者的生命。

一、定义

中毒指有毒化学物质通过饮食、呼吸、注射或皮肤接触等途径进入人体，达到中毒量后与生物体相互作用，从而引起生物体功能或结构发生改变，出现暂时性或持久性全身损害的一类疾病。中毒有急性中毒和慢性中毒两类，二者作用机制基本一致，均由于毒素进入体内，导致组织、器官受到损害，但因为摄入剂量和损伤严重程度不同，症状有一定差异。

二、临床表现

急性中毒的临床表现明显，主要有皮肤黏膜表现、眼球表现、神经系统表现、呼吸系统表现、循环系统表现、泌尿系统表现、血液系统表现及发热。慢性中毒通常缺乏典型症状，但也可出现神经系统、消化系统、泌尿系统、血液系统、骨骼系统等相关表现。急性中毒表现如下。

1. 皮肤黏膜表现　腐蚀性毒物可致皮肤及口腔黏膜灼伤，感觉颜面潮红、发烫有灼痛；皮肤发黄、湿润或脸色苍白、大汗淋漓、口唇发绀。

2. 眼球表现　瞳孔缩小或扩大，视力急剧下降、视物模糊、出现物体移动感和光幻感等视神经炎表现。

3. 神经系统表现　可有意识模糊、对外界刺激无反应、语言和行为举止异常；昏迷、谵妄、肌束颤动、惊厥、瘫痪、精神异常等表现。

4. 呼吸系统表现　可有口腔异味，如类似酒精、大蒜、杏仁或化学试剂的味道；呼吸加快或深大、呼吸减慢等。

5. 循环系统表现　出现心律失常、心搏骤停、缺氧，以及乏力、肌无力、腹胀等低钾血症表现。

6. 泌尿系统表现　可有少尿或无尿的肾脏受损表现。

7. 消化系统表现　恶心、呕吐、反酸、烧心以及腹痛、腹泻、呕吐等症状。

8. 血液系统表现　可有溶血性贫血、再生障碍性贫血、出血、凝血功能障碍等相关表现。

9. 发热　可有持续高热、冷汗淋漓的表现。

三、治疗原则

中毒的治疗方案与毒物类型、进入途径和临床表现有关，一般包括立即脱离中毒现场、清除进入人体内已被吸收或尚未吸收的毒物、选用特效解毒药、对症支持治疗等急救过程，具体根据中毒类型及具体病情实施个体化的救治方案。

1. 评估生命体征　若患者出现呼吸、循环功能不稳定，如休克、严重低氧血症和呼吸心搏骤停，应立即进行心肺复苏，复苏时间要延长，尽快采取相应的救治措施。

2. 脱离中毒现场　毒物由呼吸道或皮肤侵入时，应立即将患者撤离中毒现场，移至空气新鲜的地方，终止毒物接触。脱去污染的衣物，用肥皂水或温水（特殊毒物也可选用酒精、碳酸氢钠、醋酸等）清洗接触部位的皮肤和毛发。

3. 清除体内尚未吸收的毒物　对口服中毒者尤为重要，包括催吐、洗胃、导泻、全肠道灌洗。

4. 促进已吸收毒物的排出　包括强化利尿、改变尿液酸碱度、高压氧治疗、血液净化治疗。

四、护理措施

1. 急救护理

（1）立即终止与毒物的接触：对有毒气体吸入性中毒者立即离开现场；对皮肤黏膜沾染接触中毒者，马上离开毒源，脱去污染的衣物，用清水冲洗体表、毛发、甲缝。

（2）促进毒物的排出：常用催吐、洗胃、导泻、灌肠，使用吸附剂等方法消除胃肠道内尚未吸收的毒物，通过利尿、血液净化等方法排出已吸收的毒物。

（3）保持呼吸道通畅：及时清除呼吸道分泌物，给予吸氧、心电监护，必要时行气管插管。

（4）建立静脉通路：遵医嘱给予特效解毒剂及其他抢救药物。

（5）血液透析或血液灌流。

（6）高压氧治疗：主要用于急性一氧化碳中毒，急性硫化氢、氰化物中毒，急性毒性脑病等。

2. 一般护理

（1）病情观察：严密观察生命体征及神志、瞳孔的变化，记录24小时出入量。

（2）药物护理：观察特效解毒剂的效果及不良反应。

（3）对症护理：昏迷患者做好皮肤护理，预防压疮；惊厥时应用抗惊厥药；高热者予以降温等。

（4）基础护理：保证充足的睡眠，合理饮食，做好口腔护理。

（5）心理护理：评估患者心理状况，尤其对服毒自杀者应尊重其隐私，引导他们正确对待人生，做好家属的思想工作，正确引导，防止患者再次自杀。

五、健康宣教

（1）中毒患者因病情危急常可出现恐惧、不安等情绪，家属应陪伴患者，给予鼓励和安慰，减轻患者心中压力。对服毒自杀转危为安者，更应做好心理护理，提供情感上的支持，消除患者的后顾之忧。自杀清醒后的患者不可独居一室，家属应轮流陪护，室内的锐利器械均需严格保管，以防再次自杀。

（2）中毒患者应当适当食用粥、面汤等主食，减轻胃肠道负担，腐蚀性毒物中毒者早期应给予乳类等流质饮食。恢复后补充新鲜水果、蔬菜、坚果，以及蛋类、鱼类、瘦肉等优质蛋白食物。

（3）避免食用过于油腻的食物（如炸鸡、火锅等）及生冷食物，以免给尚未完全恢复的胃肠道造成刺激。

（4）应卧床休息、注意保暖，好转后可下床适当活动，戒烟酒，避免尼古丁、酒精等刺激。

（5）吞服腐蚀性毒物者要密切观察口腔黏膜的变化，做好口腔护理。

（6）职业暴露中毒患者应立刻脱离原工作岗位，避免继续受到刺激，导致病情加剧。病情较重者最好在家休息或安排疗养，减少活动。待病情稳定后，积极参加康复训练。

第八节　急性食物中毒患者的护理

急性食物中毒是临床一种常见疾病，患者病情发展较快，且对人体的侵袭程度较大，若得不到及时有效的治疗，会威胁生命。对于急性食物中毒来说，做好尽快抢救工作十分关键，务必充分利用好时间，开展各种急救性护理措施，以此确保患者的生命安全。

一、定义

食物中毒指健康人进食正常数量"有毒"的食物后引起的以急性感染或中毒为主要临床特征的疾病。所谓"有毒"食物，指被致病菌及其毒素、化学毒物污染的食物或本身含有毒素的动植物食物。在各种原因引起的食物中毒中，以微生物性食物中毒最多见。

二、临床表现

1. 胃肠型食物中毒　症状以恶心、呕吐、腹痛、腹泻为主。不同病原体感染后，可有短至1小时、长至数天的潜伏期，然后出现胃肠炎相关的症状。

（1）恶心、呕吐：呕吐物为胃内容物，偶可含胆汁、血液、黏液。

（2）腹痛：多为阵发性，性质多为绞痛，以上腹部及脐周最多见。

（3）腹泻：大便多为黄色稀便或水样便，次数增多。可伴有黏液脓血，或有腥臭味。

（4）全身症状：个别患者可伴有寒战、发热、头痛、肌痛等全身中毒症状。

2. 神经型食物中毒　症状以头痛、头晕、乏力、恶心、呕吐、眼部肌肉瘫痪等为主。神经型食物中毒由肉毒杆菌引起，潜伏期为 12～36 小时，短可 2 小时，长可达 10 天。潜伏期结束后发病，症状轻重不一，可有头痛、头晕、乏力、恶心、呕吐，并出现眼部肌肉瘫痪，表现为视物模糊、复视、上睑下垂、瞳孔散大、对光反射消失。除眼部肌肉外，如累及咽肌可引起呼吸困难，累及颈部肌肉可使头向前或一侧倾斜。自主神经受影响，可引起泪腺、汗腺、唾液腺分泌先增多后减少，血压先正常后升高，脉搏先慢后快，常有顽固性便秘、腹胀、尿潴留。

3. 其他　除非特异性的寒战、发热、头痛、全身酸痛等全身中毒症状外，个别细菌可引起荨麻疹。而严重腹泻可引起脱水、酸中毒、休克，表现出相应的症状。

三、治疗原则

1. 对症支持治疗　包括纠正电解质紊乱、酸碱平衡失调，控制血压、解热、抗过敏、解除胃肠道平滑肌痉挛，以及气管切开、机械通气等措施。

（1）饮食调整：嘱患者卧床休息，并给予清淡的流食或半流食，腹痛剧烈者要暂时禁食，以利于胃肠道组织功能恢复。

（2）补液：患者身体虚弱，且腹泻、呕吐会丢失大量电解质，多饮糖盐水，补充能量和电解质，减少电解质紊乱的发生。如出现电解质紊乱或酸碱平衡失调，医生会通过口服或注射方式调节。

（3）镇痛：颠茄片口服或注射山莨菪碱（654-2）等药物，缓解胃肠道平滑肌痉挛、缓解腹痛。

（4）控制血压：呕吐、腹泻大量丢失体液可能引起低血压，神经型食物中毒自主神经受影响，也会引起血压异常，应给予相应的药物，维持血压正常。

（5）抗过敏：个别食物中毒可引起过敏，应给予抗组胺药物，如苯海拉明、氯雷他定等治疗，严重者还可加用糖皮质激素。

（6）止泻：可口服蒙脱石散，以缓解症状。

2. 病因治疗　包括洗胃、灌肠、抗感染、抗毒素等治疗。

另外，动植物食材、毒蘑菇及化学毒物种类非常多，治疗方法截然不同，需根据具体情况进行治疗。

四、护理措施

（1）患者应卧床休息。

（2）对食物仍在胃肠道尚未吸收者，予以大量饮水，催吐、洗胃、导泻。

（3）快速建立静脉通路，遵医嘱予以利尿对症补液治疗，促进已吸收毒物的排泄。

（4）遵医嘱及时采集标本送检，防止发生水电解质紊乱。

（5）加强饮食管理。病情轻者，予以清淡流质饮食，鼓励口服补液。剧烈呕吐者，应暂禁食。

（6）重症患者给予吸氧并绝对卧床休息，按急诊抢救患者护理常规操作。

五、健康宣教

1. 饮食　食物中毒会引起胃肠道组织受损、功能障碍，在恢复健康之前都需要调整饮食。饮食推荐起初进食流食，如各种汤、粥，一次量也不宜过多，可以少量多餐。随着病情的缓解，可以逐渐增加固态饮食的比例及每餐的饮食量。

2. 精神心理　由于食物中毒急性起病，症状明显，很多患者会产生焦虑、恐惧心理，甚至担心不良预后，为此作为家属应在专业人士指导下向患者传达全面、科学的知识，打消患者的疑虑，并在患病期间安抚患者的情绪。

3. 注意休息　劳累对任何疾病都是不利的，恢复期间应注意休息，以利于康复。

4. 注意事项　对于免疫功能差者、婴幼儿、老人和孕妇，不宜长期食用隔夜饭菜、快餐、外卖等，对于生冷、隔夜食物，食用前请务必彻底加热。

第九节 急性有机磷农药中毒患者的护理

急性有机磷农药中毒是临床常见的中毒性疾病，药物毒性强，临床表现多样，发病突然，病情变化迅速，病死率较高。如不及时准确地诊断和救治，随时可危及生命。

一、定义

急性有机磷农药中毒指机体在短时间内食用、吸入或接触大量有机磷农药后出现的一系列急性中毒的症状和体征。患者主要表现为呼出大蒜味气体、瞳孔呈针尖样缩小、大汗淋漓、流涎、气管分泌物增多、意识障碍等。该病起病较急，进展极快，尽早清除毒物并给予解毒治疗是抢救成功的关键。

二、临床表现

急性有机磷农药中毒后出现的一系列神经肌肉功能障碍，称为急性胆碱能危象，主要表现如下。

1. 毒蕈碱样症状 又称M样症状，主要由平滑肌痉挛和腺体分泌增加引起，前者表现为瞳孔针尖样缩小、呕吐、腹痛、腹泻、尿便失禁等；后者表现为大量出汗、流涎、呼吸道分泌物增加，进而出现咳嗽、气喘、窒息等症状。

2. 烟碱样症状 又称N样症状，由大量乙酰胆碱蓄积过度刺激神经肌肉引起，主要表现为全身肌肉抽搐、痉挛、震颤，随后肌张力减弱或瘫痪，呼吸肌麻痹，严重者出现呼吸衰竭甚至停止。

3. 中枢神经系统症状 患者早期可出现头晕、烦躁、头痛、抽搐等表现，严重者可出现昏迷、呼吸暂停、循环衰竭等危急症状。

三、治疗原则

严重急性有机磷农药中毒的患者，早期可能因呼吸肌麻痹而出现呼吸和心搏骤停，必须尽早进行抢救。

首先，阻断毒物吸收，应让患者脱离中毒环境，及时脱掉被污染的衣物。其次，用肥皂水清洗被污染的皮肤和毛发，经消化道吞服的应尽早进行催吐。若患者出现呼吸暂停，应迅速评估患者的生命体征并立即进行心肺复苏，同时配合治疗药物以缓解中毒症状。

四、护理措施

（1）迅速清除毒物：①减少毒物吸收。脱去污染的衣物，用肥皂水或清水清洗污染的皮肤、毛发和指甲（禁止用热水）。②清除体内尚未吸收的毒物。选择适当的溶液进行洗胃，需尽早、彻底、反复、间断。③促进毒物排出。遵医嘱用利尿药、导泻剂、血液透析等。

（2）吸氧，行心电监护；保持呼吸道通畅，及时清除呕吐物及口鼻分泌物。

（3）密切观察病情：①观察患者的生命体征、神志、瞳孔变化及皮肤的温湿度，注意保暖。②观察药物的不良反应，判断阿托品化指标，防止阿托品中毒及反跳现象。③定期监测胆碱酯酶活力。

（4）对使用阿托品的患者常规留置导尿管。留置尿管时要保持引流管通畅，每日行会阴擦洗2次。

（5）做好安全护理，加强看护，两侧床栏拉起，防止坠床，必要时使用约束带及镇静药。

（6）患者禁食期间要做好口腔护理，口唇涂抹石蜡油或甘油。

（7）加强心理护理，防止再次自杀。

五、健康宣教

1. 饮食　多补充营养，给予高热量、高维生素的流食，适当补充蛋白质和脂肪乳，减少糖类的摄入。病情痊愈后，可进行普通饮食。

2. 休息　急性有机磷农药中毒患者出院后应多休息，避免高强度锻炼，可适当进行轻体力活动。

3. 日常监测　日常中应密切观察患者感觉和运动功能，如是否有上睑下垂、四肢无力麻木、手足下垂、面瘫等症状，一旦发现后遗症出现或病情反复的情况，应及时进行治疗。

4. 注意事项

（1）当胆碱酯酶复能药使用不足时，患者可出现中间综合征、迟发性多神经病和急性中毒症状的反跳现象，故治疗期间严格遵医嘱使用药物，不可自行停药。

（2）部分患者可在无意识中发生呕吐，应注意保持头朝下，或采用侧卧位、半俯卧位，防止呕吐物误吸引起窒息。

（3）在喷洒农药时不要迎风喷洒，同时注意防护，戴口罩，用衣物遮住皮肤和头发。

第十节　一氧化碳中毒患者的护理

一氧化碳广泛存在于社会生产与生活环境中，常因意外中毒而影响人们健康，每年因一氧化碳中毒而死亡者仍居各种意外中毒死亡之首位。进入冬季，燃气煤炉使用较多，急重症一氧化碳中毒患者发病率明显增多，为此，如何进行有效地抢救和治疗成为医务人员的重大责任。

一、定义

一氧化碳中毒俗称煤气中毒，指含碳物质不完全燃烧产生无色、无味、无刺激的窒息性气体一氧化碳，经呼吸道吸入机体后与血红蛋白结合，使血红蛋白携氧能力和作用丧失，从而引起机体不同程度的缺氧，造成以中枢神经系统功能损害为主的多脏器病变，严重者可能危及生命。

二、临床表现

一氧化碳中毒的临床表现与患者吸入一氧化碳的浓度、暴露在环境中的时间及自身健康状况有关，主要表现为各系统缺氧症状，中毒程度越严重，临床表现越严重。

1. 轻度中毒　以头痛、头晕、耳鸣、视物模糊、恶心、呕吐、四肢无力等脑缺氧为主要表现。碳氧血红蛋白（COHb）饱和度达10%～20%。

2. 中度中毒　在轻度中毒症状的基础上，出现面色潮红、多汗、走路不稳、意识模糊、困倦乏力等症状，还有患者瞳孔对光反射和角膜反射迟钝。COHb饱和度达30%～40%。

3. 重度中毒　患者出现肺水肿、意识障碍、昏迷，严重者出现去大脑皮质状态，伴有高热、四肢肌张力增强和阵发性或强直性痉挛。患者多有脑水肿、肺水肿、心肌损害、心律失常和呼吸抑制，可造成死亡。COHb饱和度＞50%。

4. 挤压综合征　当患者深昏迷未被及时发现时，长时间肢体或躯干受到挤压，加上缺氧，会导致挤压综合征，患者可在四肢或躯干出现大小不等的红肿、水疱。

5. 肺水肿　一氧化碳对肺泡的局部刺激或合并心肌的损害等导致的心力衰竭而出现肺水肿，可伴随呼吸急促、咳白色或粉红色泡沫痰等表现。

6. 中毒性脑病　可表现为注意力不集中、记忆力下降、智力下降、情感障碍等精神异常表现，也可能会出现行为异常、肢体活动异常或周围神经病等行为异常表现。

7. 迟发性脑病　部分急性一氧化碳中毒患者昏迷苏醒后，经2～3周的假愈期，或严重者在数天内会再度出现痴呆木僵型精神病、震颤麻痹综合征、感觉运动障碍或周围神经病等精神神经并发症，称为急性一氧化碳中毒迟发性脑病。

三、治疗原则

一氧化碳中毒的治疗原则为尽快脱离现场，吸入新鲜空气，保持呼吸道通畅，第一时间给予急救处理，同时需要采取药物治疗、对症治疗及其他治疗。

1. 急救处理　发现一氧化碳中毒后，应在第一时间将患者转移到空气清新处，解开其领口和腰带，清除口鼻的分泌物，然后给予高流量、高浓度吸氧。对于昏迷者需要保持气道通畅，给予侧卧位防止误吸，必要时用呼吸机维持呼吸，必要时可以进行人工冬眠疗法保护脑组织。

2. 纠正缺氧　需要迅速纠正缺氧状态。氧疗可加速COHb解离，增加一氧化碳的排出。吸入新鲜空气时，CO由COHb释放出半量约需4小时；吸入纯氧时可缩短至30～40分钟，吸入3个大气压的纯氧可缩短至20分钟。因此，高压氧治疗能增加血液中溶解氧，提高动脉血氧分压，可迅速纠正组织缺氧，是治疗急性中、重度一氧化碳中毒，以及减轻中毒性脑病、预防迟发性脑病的有效治疗措施。

3. 一般治疗　机械通气治疗、亚低温治疗、营养支持治疗。

4. 药物治疗 糖皮质激素、脱水药物、保护神经药物、纳洛酮、吡咯烷酮类、依达拉奉等。

四、护理措施

（1）将中毒者迅速脱离中毒现场，移至空气流通处。

（2）将患者平卧，解松衣服。

（3）保持呼吸道通畅，清除口鼻分泌物。呼吸抑制或呼吸停止者立即行气管插管，人工加压呼吸或呼吸机辅助呼吸。

（4）对于轻度中毒者，给予鼻导管吸氧；严重中毒者，立即给予高浓度吸氧，氧流量为 6～8L/min，有条件者行高压氧治疗。

（5）建立静脉通路，遵医嘱给药，如甘露醇、地塞米松、呋塞米等，防治脑水肿，改善脑组织代谢，促进脑细胞功能恢复。

（6）做好口腔、皮肤等基础护理。

（7）对躁动、抽搐者，应做好防护，加床档防止坠伤；定时翻身，做好皮肤护理，防止压疮形成。

（8）昏迷期间应做好口腔护理，用生理盐水擦拭口唇，保持湿润，防止口腔溃疡。

（9）密切观察病情，注意神经系统表现及皮肤、肢体受压部位的损害情况，观察有无过敏等药物反应，注意药物之间有无配伍禁忌。

（10）准确记录出入量，注意液体的选择和滴速，防止脑水肿、肺水肿及水电解质紊乱等并发症。

五、健康宣教

1. 饮食 给予易消化、高热量、高蛋白和高维生素食物。如患者排便不畅，可增加粗纤维食物的摄入。对于卧床被动进食者，应喂食或给予鼻饲，而且食物温度要适宜，进食速度不宜过快，以免造成腹泻、烫伤、呛咳、吸入性肺炎或窒息。

2. 日常监测 严密监测体温、脉搏等生命体征，护理中尤其注意患者咳嗽、咳痰、咳粉红色泡沫痰等呼吸系统表现。同时，要注意观察患者心率、尿量变化，观察颅内压是否增高，积极预防脑水肿。

3. **其他**　注意观察患者的恢复情况，如患者出现乏力、痴呆、脾气变坏、尿失禁等，要尽早就医治疗。对于糖尿病患者需要密切监测血糖，因为该类患者常并发酮症酸中毒，会产生严重后果。另外，重度中毒者常并发弥散性血管内凝血或急性肾衰竭，需要监测出凝血时间和尿量变化。

4. **注意事项**　①一氧化碳中毒多发生于冬季，带患者脱离现场，应注意保暖，防止患者出现冻伤、休克、呼吸心搏骤停等情况。对于出现呼吸心搏骤停的患者，要第一时间进行心肺复苏，拨打120，尽快到医院救治。②重症患者会出现剧烈头痛及频繁呕吐，在护理时要使其处于头高脚低位并头偏向一侧，及时清理口腔呕吐物和呼吸道分泌物。对于舌根后坠阻塞呼吸道者，需要用舌钳将舌拉出，保持气道通畅。③快速建立静脉通路，及时开通液路改善循环、脱水，遵医嘱调节滴速，以免灌注过快使心脏负荷加重从而引起心力衰竭。

第十一节　急性酒精中毒患者的护理

随着人们生活水平的日益改善及工作压力的不断增加，饮酒过量致酒精中毒的人数也不断增加，一般以男性成人为主，多发生在节假日和周末。但有研究显示，目前酒精中毒人群已呈现出低龄化、女性比例增高的趋势。

一、定义

急性酒精中毒指短时间内饮酒或饮含有酒精饮料所致的急性神经精神和躯体障碍。通常指一次性饮大量乙醇类物质后对中枢神经系统的兴奋、抑制的状态，俗称"醉酒"。急性酒精中毒与急性酒精过量难以界定。同时，人对酒精的耐受剂量个体差异极大，中毒量、致死量都相差悬殊，中毒症状和程度也不同。成人一次口服最低致死量为纯酒精250～500ml，小儿为6～30ml。

二、临床表现

急性酒精中毒的临床表现因人而异，中毒症状出现的迟早也各不相同。可大致分为三期，但各期之间界限不明显。

1. 兴奋期（轻度） 血液乙醇浓度达到11mmol/L（500mg/L）时，大脑皮质处于兴奋状态，出现欣快、兴奋、头痛、头晕；颜面部潮红或苍白；眼结膜充血；言语增多；情绪不稳定、易激怒，可有粗鲁或攻击行为；也可表现为沉默、孤僻和安静入睡。

2. 共济失调期（中度） 血液乙醇浓度11～33mmol/L（500～1500mg/L）时，患者出现动作不协调、步态蹒跚、行动笨拙，出现明显共济失调；发声含糊，语无伦次；眼球震颤、视物模糊，可有复视，伴恶心、呕吐。

3. 昏睡、昏迷期（重度） 血液乙醇浓度达到54mmol/L（2500mg/L）以上时，患者出现昏睡、面色苍白、口唇发绀、呕吐、瞳孔散大，体温降低。乙醇浓度达到87mmol/L（4000mg/L）时，患者出现深昏迷，心率加快、血压下降，呼吸缓慢伴有鼾声，严重者出现呼吸循环衰竭而危及生命。

三、治疗原则

1. 现场急救

（1）因酒精中毒患者咽反射减弱及频繁呕吐，可能导致吸入性肺炎，甚至窒息死亡，故保持呼吸道通畅极为重要，应给患者采取稳定性侧卧位并保持头偏向一侧。

（2）躁动者加以约束，共济失调或过度兴奋者应适当限制活动，以免发生外伤。

（3）轻者无须院内处理，卧床休息、保暖，给予适量果汁饮用，可自行康复。重度醉酒者如神志清醒，可用筷子或手指刺激舌根部，迅速催吐。若中毒者昏迷不醒应及时送往医院治疗。

2. 院内急救

（1）迅速排出毒物：大多数患者由于频繁呕吐，一般不需要洗胃。但对于饮酒量大而不能自行呕吐的患者，可催吐或洗胃（洗胃液为温水或1%碳酸氢钠溶液）以防乙醇过度吸收。洗胃应在摄入乙醇1小时内进行，因乙醇吸收快，1小时后洗胃已无必要。洗胃后灌入牛奶、蛋清等保护胃黏膜。

（2）保持呼吸道通畅、吸氧：酒精中毒常伴意识障碍，催吐或洗胃时应防止吸入性肺炎或窒息的发生。持续鼻导管或面罩吸氧，若出现持续低氧血症状态，必要时气管插管机械通气。

（3）药物催醒：纳洛酮是阿片受体拮抗剂，是治疗酒精中毒公认有效的首选药物。轻者给予纳洛酮0.4～0.8mg静脉注射1次，重者可15～30分钟重复给药，总剂量可达3～5mg。

（4）促进乙醇代谢：静脉滴注5%葡萄糖盐水等，通过补液、利尿降低机体内乙醇浓度；静脉注射50%葡萄糖100ml、胰岛素10～20U，纠正低血糖；肌内注射维生素B_6、维生素B_1和烟酸各100mg，加速乙醇在体内的氧化代谢。昏迷或昏睡者可每2小时肌内注射或静脉推注1次苯甲酸钠咖啡因0.5g。血液乙醇浓度＞5000mg/L，伴有酸中毒或同时服用其他可疑药物者，应尽早行血液透析或血液灌流等有效清除乙醇。

（5）对症治疗及防治并发症：呼吸衰竭者给予适量呼吸兴奋剂，如尼可刹米等；休克患者补充血容量，早期纠正乳酸酸中毒，必要时给予血管活性药物如多巴胺；应用甘露醇防治脑水肿，降低颅内压；躁动不安、过度兴奋的患者可肌内注射小剂量地西泮（避免使用吗啡、氯丙嗪、苯巴比妥类镇静药）10～20mg，以免发生外伤。合理使用抗生素预防呼吸道感染；给予质子泵抑制剂预防上消化道出血，如西咪替丁40mg静脉滴注；已并发上消化道出血者，表现为呕吐少量至中量咖啡样或暗红色物，可使用止血剂和质子泵抑制剂。

四、护理措施

1. 一般护理

（1）体位：一般取平卧位，头偏向一侧，保持呼吸道通畅。如发生呕吐，及时清理口鼻腔分泌物，防止误吸。

（2）迅速建立静脉通路：立即补液，维持循环稳定，保持电解质平衡，监测生命体征，遵医嘱用药。

（3）饮食：暂时禁食禁水。

（4）吸氧：常规吸氧，促进乙醇代谢。

2. 急救护理

（1）病情观察：密切观察患者生命体征及神志变化，出现躁动时，适当约束。观察并记录24小时液体出入量。

（2）催吐：直接刺激患者咽部进行催吐，使胃内容物呕出，减少乙醇的吸收。已有呕吐者可不用。

（3）保持呼吸道通畅：患者饮酒后有不同程度的恶心、呕吐、意识障碍。应取平卧位头偏向一侧，及时清除呕吐物及呼吸道分泌物，防止窒息。要观察呕吐物的量和性状，分辨有无胃黏膜损伤情况。特别是饮红酒的要注意鉴别，必要时留呕吐物标本送检。

（4）严密观察病情：对神志不清者要细心观察意识状态、瞳孔及生命体征的变化，并做好记录。特别是有外伤史的患者，要加强意识、瞳孔的观察，必要时行头颅CT检查。

（5）按医嘱尽快使用纳洛酮：纳洛酮为纯阿片受体拮抗剂，是一种安全性高、不良反应小的药物，可使血中乙醇含量明显下降，使患者快速清醒。应注意患者应用纳洛酮后清醒的时间，若超过平均清醒时间或用后昏迷程度加深要追问病史，是否存在其他情况（如颅内出血等）及时对症处理。

（6）抽搐者应注意是否合并脑水肿，除补液外，可酌情应用甘露醇降低颅内压和镇静药，并注意保护患者，防止外伤。

五、健康宣教

在患者清醒及情绪稳定后给予心理护理。向其及家属宣传乙醇及代谢产物乙醛的危害：可直接损伤肝细胞；一次过量饮酒其危害不亚于一次轻型急性肝炎，经常过量则会导致酒精性肝硬化。而且一般酗酒常在晚餐时发生，如果酒后驾车和受晚上光线的影响易造成交通事故，导致身心受伤甚至危及他人生命的严重后果，故拒绝酒驾，尊重生命。

第十二节　急性巴比妥类药物中毒患者的护理

巴比妥类药物是常用的镇静催眠剂，误服或蓄意吞服过量可致急性中毒。我国是巴比妥类药物的主要生产和消费国之一，对该类药物中毒的防治应高度重视。

一、定义

急性巴比妥类药物中毒指短时间内摄入过量巴比妥类药物而引起的中枢神经系统和心血管系统抑制。巴比妥类药物是常用的镇静药和安眠药，在医疗实践中广泛使用。不当使用或过量使用会导致严重的健康问题，甚至危及生命。

二、临床表现

急性巴比妥类药物中毒的主要临床表现如下。

1. 轻度中毒　口服2～5倍催眠剂量患者可能会出现头晕、头痛、恶心、呕吐、口干、步态不稳等症状；患者入睡，但呼之能醒，醒时表现言语不清，有判断及定向力等轻度意识障碍。

2. 中度中毒　口服＞5～10倍催眠剂量患者可能会出现肌肉无力、视物模糊、血压下降等。患者出现沉睡或进入浅昏迷状态，强刺激可唤醒，但不能言语，旋即昏睡、呼吸浅慢，眼球可有震颤。

3. 重度中毒　口服＞10～20倍催眠剂量患者可能出现深昏迷、抽搐、心律失常等，表现有瞳孔缩小或散大，对光反射消失，呼吸浅慢，有时呈现陈-施呼吸，脉搏细数，血压下降，如不及时抢救，最后因呼吸和循环衰竭而死亡。

三、治疗原则

1. 洗胃　是抢救经口中毒患者的一项常规又极为重要的措施。以服药后6小时内为佳，但超过6小时的仍需洗胃。可用温开水或1∶5000高锰酸钾溶液洗胃。患者侧卧，经口将24号胃管插入患者胃内，先尽量把胃内容物、药物彻底抽出，再连接自动洗胃机进行灌洗，洗胃液应微温，每次灌入300～500ml，多次灌洗共10 000～20 000ml，直到洗出液体变为澄清无渣。在插胃管操作时应注意插管技巧，尽可能减轻患者痛苦。洗胃期间紧密注意患者出入量是否一致、胃部变化、口鼻是否有液体溢出，避免注入气管导致吸入性肺炎或窒息。洗胃完成后胃管应注入20%甘露醇125～250ml以便导泻。洗胃的并发症为吸入性肺炎。洗胃的禁忌证有胃溃疡出血、食管静脉曲张等。

2. 催吐　只用于意识清醒、合作的患者，令其饮温水300～500ml，压舌板刺激咽部引起呕吐，需反复几次。碳酸锂中毒禁用催吐法。

3. 药用炭吸附与导泻　①药用炭是北美及欧洲国家广泛使用的肠道清除剂，具有简单、实用、不良反应小的优点，成为治疗急性中毒的一线药物，越早使用越好。催吐后或洗胃后将药用炭（药用炭50g溶于水）吞服或从胃管注入，以后24小时内每4～6小时重复一次。药用炭可用于大部分精神药物中毒，但对锂中毒无效。②盐导泻：可去除肠道内未吸收的巴比妥类，但不宜用镁盐，因部分吸收致血镁升高可加重中枢抑制、心律失常和肾衰竭，以硫酸钠为宜。禁用硫酸镁导泻，可加重中枢抑制。精神药物多有脂溶性，故禁止油类泻剂。

4. 利尿　可加速药物通过肾排泄，但不同的巴比妥类排泄量差异很大，长效巴比妥类增加最明显，而短效巴比妥类排泄量增加不明显。常用方法：静脉注射呋塞米，每次40～80mg，要求每小时尿量＞250ml。但须注意维持水电解质平衡。

5. 碱化尿液　可使长效巴比妥类药物排泄速率加快3～5倍，中、短效巴比妥类主要经肝代谢，碱化尿液对排泄影响不大。

6. 透析治疗　可用于意识障碍、抽搐、昏迷的重症患者以及伴有心律失常、肾衰竭者。常见的中毒药物有氯丙嗪、氯氮平等。这些药物具有脂溶性高、易与血浆蛋白结合的特点。可用血液灌流治疗，能有效地提高抗精神病药物中毒患者的抢救成功率。腹膜透析和血液透析可加快体内巴比妥类的清除速率，对长效类作用明显、中效类次之、短效类几乎无效。

四、护理措施

1. 基础护理　对重症患者严密观察，如意识、瞳孔、呼吸、循环、尿量等情况，昏迷患者勤翻身防压疮，预防坠积性肺炎、尿路感染、深静脉血栓形成等，禁食患者做好口腔护理，病情好转后饮食需清淡、富含膳食纤维，多饮水。

2. 安全护理　抗精神病药物的副作用较多，且有些药物的治疗量与中毒量较接近，作为护士必须了解药物的性能、中毒的临床表现及应急处理的能力，坚持执行服药制度，确保治疗效果，精神病患者由于自知力缺乏，不承认有病而拒绝服药，或由于诸多原因对服药持消极态度，出现拒药、藏药等行为。故服药时要严格做好三查九对，做好拒药患者的说服解释工作，服药后认真检查患者手、口、杯，防止患者藏药，影响治疗或发生意外。注意观察患者服药后的反应，如有不良反应，及时交班并报告医师处理。

3. 病情观察　观察生命体征，包括体温、脉搏、呼吸、血压、瞳孔、神志、大小便、意识情况及出入量情况，遵医嘱监测血药浓度的情况。患者好转1周后仍需注意观察有无"反跳"现象。表现为病情加重，再度昏迷甚至死亡，过去多认为这种现象是由肝肠循环所致，但一些学者认为是神经、精神药物中毒后血清浓度出现反跳现象。

4. 心理护理　护理人员应以诚恳、温和及关心的态度获得患者信任，主动倾听患者的叙述。不仅要给予系统性治疗，控制好病情，同时还应做好患者及其家属的宣教工作，以利于及时获取患者心理情况及病情变化，及时给予相应的处理。

五、健康宣教

对于长期失眠患者，寻找失眠的原因，精神过度紧张、饱食、环境因素等均可导致失眠。采用心理治疗和物理疗法治疗失眠，如睡前淋浴、泡脚、喝热牛奶、关门窗、听轻音乐等。居家指导注意休息和劳逸结合，加强锻炼，促进睡眠，多吃水果蔬菜。预防巴比妥类药物中毒的关键是对该药物的处方、使用、保管严格管理，特别是对精神不稳和精神异常者。要防止药物依赖性。长期服用大量巴比妥类药物者，不能突然停药，应逐渐用其他药物代替，并逐渐减量、停药。家中需妥善保管此类药品，防止误服。

第十三节　急性亚硝酸盐中毒患者的护理

亚硝酸盐主要为亚硝酸钠（钾），多为白色结晶性粉末，味微咸或稍带苦味，易溶于水，工业上用亚硝酸钠作金属表面处理或用作某些有机物（如染料）合成的原料，罕有发生中毒者。亚硝酸钠（钾）也用于食品加工及防腐，可因误用误食而致急性中毒。

一、定义

急性亚硝酸盐中毒指由于误食亚硝酸盐或含亚硝酸盐、硝酸盐的食物或饮用亚硝酸盐含量高的井水、蒸锅水而引起的以组织缺氧为主要表现的急性中毒。

二、临床表现

1. 神经系统症状　头晕、头痛、抽搐、晕厥、意识障碍，严重者昏迷。

2. 心血管系统症状　轻者周围血管扩张、面部潮红、头部胀痛并有波动感、黑矇、心悸等，重者血压下降、四肢厥冷、严重心律失常、休克。

3. 消化道症状　恶心、呕吐、腹痛、腹泻、无腹胀，这是区别于细菌性食物中毒的特点。

4. 严重中毒表现　于误服后10～15分钟出现症状，1.5～3.0小时发生呼吸循环衰竭。

三、治疗原则

1. 清除毒素　停止进食有毒的食物或药物，并立即采取催吐、洗胃、导泻、灌肠等方法清除毒素。对意识清楚且合作患者采取口服催吐洗胃，对不合作及昏迷患者采取胃管手动洗胃或电动洗胃。用生理盐水或者1∶5000高锰酸钾溶液反复洗胃，直至洗出液澄清无味为止。洗胃完毕由胃管内注入或口服20%甘露醇溶液导泻，加速毒物排泄，减少肠道内毒素吸收。

2. 高压氧治疗　对该病有特效，可迅速纠正机体缺氧状态，血氧分压增高，可以加速置换出与高铁血红蛋白结合的亚硝酸盐，恢复亚铁血红蛋白，轻、中度患者经1～3次高压氧治疗即可治愈，大多数昏迷患者经1次治疗即清醒，重度患者经3～5次可治愈。

3. 特效疗法

（1）亚甲蓝：是亚硝酸盐中毒的特效解毒药，1%亚甲蓝1～2mg/kg，以10%～25%葡萄糖稀释后缓慢静脉推注（10～15分钟），2～4小时可重复使用。

（2）高渗葡萄糖液和大剂量维生素C：50%葡萄糖盐水＋维生素C 1～2g静脉注射，或维生素C 1～2g加入10%葡萄糖盐水500～1000ml静脉滴注。

4. 对症支持疗法　经上述处理后病情仍不缓解的患者要同时给予生命支持治疗和对症治疗，如应用细胞色素C防止呼吸循环衰竭，输注新鲜血300～500ml行换血疗法。

四、护理措施

（1）迅速排出体内毒物，如洗胃、导泻、灌肠。

（2）绝对卧床休息，给予保暖。无呕吐者进食流质饮食，鼓励多进食水，以促进亚硝酸盐的排泄。

（3）保持呼吸道通畅，清除口、鼻、咽部分泌物。

（4）对缺氧者，给予吸氧。呼吸衰竭者遵医嘱给予呼吸兴奋剂。

（5）建立静脉通路，遵医嘱给予特效解毒剂，如亚甲蓝、高渗葡萄糖、大量维生素C。用药时应注意，亚甲蓝1～2mg/kg经葡萄糖溶液稀释后静脉注射（10分钟），不可过快，不可过量，以免引起不良反应。亚甲蓝刺激性强，不可皮下、肌内注射，容易引起组织坏死。

（6）对严重中毒者，做好交叉配血及输血准备。改善缺氧，增加循环血量，纠正循环衰竭。有休克者，遵医嘱使用升压药。

（7）密切观察生命体征及其他病情变化，做好记录。

（8）给予心理护理，向患者及家属讲解毒物的性质、常见症状及主要治疗方法，取得患者信任。根据病情向患者及家属交代注意事项，安慰、稳定患者及家属情绪，给患者以鼓励和关心。

五、健康宣教

（1）多饮水，注意休息，保持情绪稳定。

（2）煮熟的蔬菜不可在高温下存放长时间后再食用。

（3）蔬菜应妥善保存，防止腐烂，不吃腐烂的蔬菜及大量腌制的菜。

（4）不要在路边小摊购买熟食。

（5）存放硝酸盐、亚硝酸盐应与食盐、糖分开放。

（6）食品加工严格执行国家规定的应用计量和范围。

第十四节　高血压危象患者的护理

高血压危象是一种脑血管疾病，发病迅速，如果不能得到及时治疗，会造成不可逆的器官损伤，严重危及生命。因此，必须及时实施高血压危象的治疗与护理。

一、定义

高血压危象指原发性和继发性高血压患者在某些诱因作用下，突然出现危及生命或器官功能的极重度高血压状态（收缩压可达260mmHg，舒张压可在120mmHg以上），心、脑、肾是最易受累的靶器官。根据有无新近发生的或急性进行性的严重靶器官损害，分为高血压急症和高血压紧急状态。

二、临床表现

高血压危象的主要临床表现有突然剧烈头痛、头晕、恶心、呕吐、心悸、气促、面色苍白或潮红，双手抖动、烦躁不安。严重者可出现暂时性瘫痪、失语、视盘水肿及出血等，甚至昏迷。出现急性左心衰竭则有呼吸困难、咳嗽、咳粉红色泡沫痰，且不能平卧；出现肾损害可有少尿、血尿、蛋白尿、水肿；出现眼部症状可有视网膜出血及渗出、视力下降、视物模糊或失明。

三、治疗原则

1. 血压监测　出现高血压危象时，时间就是生命，务必做好措施迅速降压，应在密切监护下选用作用迅速的静脉降压药物，血压必须在1～2小时降至安全水平（一般先将血压下降25%左右，保持在160/100mmHg为宜），并在治疗过程中动态观察血压水平。

2. 用药原则　使用安全方便、起效快且作用稳定的药物；停药后降压作用迅速消失；较少合并症或不恶化；具有短效和长效剂型。常用的药物有硝普钠和硝酸甘油。首选硝普钠，因其为强有力的血管扩张药，起效快，剂量易于调节，便于平稳降压，调节滴速可使血压满意地控制在预期水平，停药后血压迅速上升，故不致发生低血压，引起重要脏器的缺血。

四、护理措施

1. 一般护理

（1）体位：绝对卧床，一般取半卧位，或将床头抬高30°。

（2）吸氧：保持呼吸道通畅。根据病情调节氧流量，急性左心衰竭者取半坐位，持续吸氧，并于湿化瓶内加入30%～50%乙醇。有心绞痛者，给予高流量（4～6L/ml）吸氧。

（3）立即建立静脉通路，迅速应用降压药物：静脉用药，快速降压时，前2

小时每15分钟测量1次血压，随后6小时每30分钟测量1次，然后16小时每1小时测量1次。

（4）饮食：禁食刺激性食物，限制盐摄入（每天少于6g），可以多吃蔬菜、水果，保证充足钾、钙、镁摄入。昏迷患者需鼻饲，以保证营养。

（5）心理护理：做好心理疏导，调节情绪，解除患者紧张、恐惧心理。

2. 急救护理

（1）病情观察：密切观察患者生命体征及神志变化；观察瞳孔大小、对称性；动态监测血压，评估治疗效果。

（2）内环境监测：记录24小时液体出入量，注意水电解质和酸碱平衡。

（3）高血压脑病需用脱水剂、利尿药，以降低颅内压，减轻脑水肿。

（4）躁动、抽搐患者需使用镇静药。一旦发生抽搐，要用牙垫放在上下磨牙之间防止唇舌咬伤。

（5）观察心、脑、肾功能变化，紧急时应给予相应处理和用药。

五、健康宣教

告知患者平时定期监测血压和正确服药。指导患者合理膳食，以低盐、低脂肪、低胆固醇饮食为主，戒烟、限酒；避免情绪激动、高度紧张、惊吓、精神创伤、过度劳累等；根据血压合理安排运动，劳逸结合。

第十五节　急性心肌梗死患者的护理

急性心肌梗死是一种常见的内科急症，病情十分复杂。因此，加强对该类患者的急救护理十分重要。

一、定义

急性心肌梗死主要由于冠状动脉供血急剧减少甚至中断引起的部分心肌急性坏死，以胸痛、循环功能障碍、心律失常、血清心肌酶谱升高、心电图进行性演变为主要表现，是临床较为常见的急症。

二、临床表现

约半数以上的急性心肌梗死患者，在起病前1～2天或1～2周有前驱症状，最常见的是原有的心绞痛加重，发作时间延长，或对硝酸甘油效果变差；或继往无心绞痛者，突然出现长时间心绞痛。典型的心肌梗死症状如下。

1. 疼痛　突然发作剧烈而持久的胸骨后或心前区压榨性疼痛，休息和含服硝酸甘油不能缓解，常伴有烦躁不安、出汗、恐惧或濒死感。少数患者无疼痛，一开始即表现为休克或急性心力衰竭。神志障碍可见于高龄患者。部分患者疼痛位于上腹部，可能误诊为胃穿孔、急性胰腺炎等急腹症；少数患者表现颈部、下颌、咽部及牙齿疼痛，易误诊。

2. 全身症状　难以形容的不适、发热；胃肠道表现如恶心、呕吐、腹胀等，下壁心肌梗死患者更常见。

3. 心律失常　见于75%～95%患者，发生在起病的1～2周，以24小时内多见，前壁心肌梗死易发生室性心律失常，下壁心肌梗死易发生心率减慢、房室传导阻滞。

4. 心力衰竭　主要是急性左心衰竭，在起病的最初几小时内易发生，也可在发病数日后发生，表现为呼吸困难、咳嗽、发绀、烦躁等症状。

5. 低血压、休克　急性心肌梗死时由于剧烈疼痛、恶心、呕吐、出汗、血容量不足、心律失常等可引起低血压，大面积心肌梗死（梗死面积＞40%）时心输出量急剧减少，可引起心源性休克，收缩压＜80mmHg，面色苍白，皮肤湿冷，烦躁不安或神志淡漠，心率增快，尿量减少（＜20ml/h）。

三、治疗原则

1. 优先处理　发生急性心肌梗死时，立即嘱患者绝对卧床休息，取适当体位，同时通知医师，吸氧3～4L/min，迅速建立静脉通路并遵医嘱留取血标本。持续心电监测生命体征，发现异常情况及时通知医师。遵医嘱立即给予吗啡等镇痛药物。急救用药、急救器材均应处于完好的备用状态。当发生异常情况配合医师对症处理及抢救。

2. 再灌注心肌

（1）溶栓方法：所有文献均提示急性心肌梗死在发病3小时内的适应证和禁

忌证，力争患者在入院30分钟内或发病6小时内溶栓效果最好，12小时内有效。掌握溶栓治病最初1小时黄金时间内尽早开始急诊溶栓治疗。

（2）急诊经皮腔内冠状动脉成形术（PTCA）。

3. 消除心律失常

（1）一旦发生室性期前收缩或室性心动过速，立即用利多卡因50～100mg静脉注射，每5～10分钟重复一次，至期前收缩消失。

（2）发生心室颤动时，立即行非同步直流电除颤；如不成功，可重复除颤，最大能量为200J。必要时行临时起搏器置入术。

（3）控制心源性休克：采用升压药及血管扩张药多巴胺；应用低分子右旋糖酐纠正低血容量；使用碳酸氢钠纠正酸中毒；抗休克处理。

四、护理诊断

1. 胸痛　与心肌缺血坏死有关。

（1）休息：发病12小时内应绝对卧床休息，保持环境安静，限制探视，并告知患者和家属，卧床休息及有效睡眠可以降低心肌耗氧量和交感神经兴奋性，有利于缓解疼痛，以取得患者合作。

（2）饮食：起病后4～12小时给予流质饮食，以减轻胃扩张。随后过渡到低脂、低胆固醇清淡饮食，提倡少量多餐。

（3）给氧：鼻导管给氧，以增加心肌氧的供应，减轻缺血和疼痛。

（4）镇痛治疗的护理：遵医嘱给予吗啡或哌替啶镇痛，注意有无呼吸抑制等不良反应。给予硝酸酯类药物时应监测血压变化，维持收缩压100mmHg以上。

2. 活动无耐力　与心肌氧的供需失调有关。

（1）评估进行康复训练的适应证：住院期间开始康复的指征包括：过去8小时无再发胸痛、无心律失常或心电图改变，静息血压90～150/60～100mmHg，血氧饱和度＞95%。

（2）解释合理运动的重要性：主张早期运动，实现早期康复，病情稳定后应逐渐增加活动量。

（3）制订个体化运动处方：4步早期运动计划。A级：上午取仰卧位，双腿分别做直腿抬高运动，抬腿高度30°，双臂向头侧抬高深吸气，放下慢呼气，5组/次；下午取床旁坐位或站立5分钟。B级：上午床旁站立5分钟；下午床旁行走5分钟。C级：床旁行走10分钟/次，2次/天。D级：病室，10分钟/次，2次/天。

3. 有便秘危险　与进食少、活动少、不习惯床上排便有关。

（1）评估排便情况：如排便次数、性状及排便难易程度，平时有无习惯性便秘。

（2）鼓励患者多饮温开水，多摄入含粗纤维丰富的食物、水果和蔬菜。

（3）进行适当的腹部按摩（顺时针方向），以促进肠蠕动。

（4）协助患者采取最佳的排便姿势，以合理地利用重力和腹内压。必要时使用缓泻剂，促进排便。

4. 潜在并发症　心律失常、心源性休克、心力衰竭等。

（1）严密心电监测：及时发现心率及心律的变化，在心肌梗死溶栓治疗24小时内易发生心律失常，特别是在溶栓治疗即刻至溶栓2小时内应设专人床旁心电监测。警惕心室颤动或心搏骤停、心源性猝死的发生。监测电解质和酸碱平衡状况，因电解质紊乱或酸碱平衡失调时更容易并发心律失常。

（2）严密监测血压：动态观察患者有无血压下降，是否伴有烦躁不安、面色苍白、皮肤湿冷、脉细而快、大汗淋漓、少尿、反应迟钝，甚至晕厥。一旦发现患者有血压下降趋势应及时报告，遵医嘱给予升压、补液等处理。

（3）心力衰竭的观察与护理：急性心肌梗死患者在起病最初几天，甚至在梗死演变期可发生心力衰竭，特别是急性左心衰竭。应严密观察患者有无呼吸困难、咳嗽、咳痰、少尿、颈静脉怒张、低血压、心率加快等，听诊肺部有无湿啰音。避免情绪激动、饱餐、用力排便等可加重心脏负担的因素。必要时做好有创血流动力学监测，一旦发生心力衰竭，则按心力衰竭进行护理。

（4）准备好急救药物和抢救设备，如除颤仪、起搏器等，随时做好抢救准备。

五、健康宣教

1. 心理指导　告诉家属对患者要积极配合和支持，并创造一个良好的身心休养环境，生活中避免对其施加压力，当患者出现紧张、焦虑或烦躁等不良情绪时，应予以理解并设法进行疏导。

2. 康复指导　①有序、有度、有恒的运动原则。②运动形式：以行走、慢跑、简化太极拳、游泳等有氧运动为主。③运动强度：根据个体心肺功能，循序渐进。④持续时间：初始是6～10分钟/次，可逐渐延长每次运动持续时间为30～60分钟。⑤运动频率：有氧运动每周3～5天。

3. 用药指导 告知药物的用法、作用和不良反应，指导患者按医嘱服药，列举不遵医嘱行为导致严重后果的病例，使其认识到遵医嘱用药的重要性。

4. 定时复查 患者出院后最初1个月、3个月、6个月、1年需要复查一次。如果自身恢复情况比较好，复查的时间可以相对延长。

第十六节 急性冠脉综合征患者的护理

急性冠脉综合征是常见的心内科急重症，具有发病急、病情重、不稳定、变化快以及易发生心源性休克、心律失常甚至猝死的特点。当前发病率有上升、低龄化趋势，及时、正确的护理干预对救治急性冠脉综合征患者，预防复发、降低患者的再住院率起着至关重要的作用。

一、定义

急性冠脉综合征是一组由急性心肌缺血引起的临床综合征，主要包括不稳定型心绞痛、非ST段抬高型心肌梗死和ST段抬高型心肌梗死。动脉粥样硬化不稳定斑块破裂或糜烂导致冠状动脉内血栓形成，被认为是大多数急性冠脉综合征发病的主要病理基础。血小板激活在其发病过程中起着非常重要的作用。

二、临床表现

1. 症状 不稳定型心绞痛患者胸痛不适的性质与典型的稳定型心绞痛相似，通常程度更严重，持续时间更长，可达数十分钟，休息时也可发作，如心绞痛发生频率、严重程度和持续时间增加；出现静息或夜间心绞痛；胸痛放射至附近或新的部位；发作时伴有新的相关症状，如出汗、恶心、呕吐、心悸或呼吸困难；常规休息或舌下含服硝酸甘油只能暂时甚至不能完全缓解。但症状不典型者也不少见，尤其在老年女性和糖尿病患者中多见。

2. 体征 体检时发现一过性第三心音或第四心音，以及由于二尖瓣反流引起的一过性收缩期杂音，这些非特异性体征也可出现在稳定型心绞痛和心肌梗死患者中，但详细的体格检查和发现潜在的加重心肌缺血的因素，并成为判断预后非常重要的依据。

三、治疗原则

不稳定型心绞痛/非ST段抬高型心肌梗死是严重具有潜在危险的疾病，其治疗主要有两个目的：即刻缓解缺血和预防严重不良反应后果（即死亡或心肌梗死或再猝死）。其治疗包括抗缺血治疗、抗血栓治疗和根据危险分层进行有创治疗。

四、护理措施

1. 气体交换受损　与心功能不全、胸闷、胸痛有关。

（1）保持呼吸运通畅，半卧位。

（2）持续吸氧3～4L/min。

（3）保持病房空气清新，开窗通风。

（4）观察监护氧饱和度情况，配合医生用药。

2. 胸痛　与心肌缺血、缺氧有关。

（1）严密观察生命体征，注意心率、心律的变化，同时观察患者疼痛的部位、性质、持续时间以及有无改善。

（2）持续低流量吸氧。

（3）要求患者卧床休息。

（4）遵医嘱给予镇痛药物解除疼痛，如吗啡。

3. 活动无耐力　与心功能不全导致心输出量下降有关。

（1）协助患者进食，饮水及各项生活需要得到满足。

（2）加强生活护理，鼓励患者说出需要。

（3）及时提供便器，把便器放在患者触手可及的地方。

（4）保持床单位整洁、干净。

（5）加强巡视病房，及时发现患者需要。

4. 有便秘的危险　与进食少、活动少、不习惯床上排便有关。

（1）评估排便情况：如排便的次数、性状及排便难易程度，平时有无习惯性便秘，是否服用通便药物。

（2）指导患者采取通便措施：合理饮食，及时增加富含纤维素的食物如水果、蔬菜的摄入。无糖尿病者每天清晨给予蜂蜜20ml加温开水同饮。适当腹部按摩（按顺时针方向）以促进肠蠕动。一般在患者无腹泻的情况下常规应用缓泻药，以防止便秘时用力排便导致病情加重。床边使用坐便器比床上使用便盆较为舒适，可允许患者床边使用坐便器，排便时应提供隐蔽条件，如屏风遮挡。一旦出现排便困难，应立即告知医护人员，可使用开塞露或低压盐水灌肠。

5. 潜在并发症 包括心律失常、心力衰竭、出血、猝死。

（1）准备好急救药物和抢救设备如除颤器、起搏器等，随时做好抢救准备。

（2）密切观察患者的意识，持续心电监护，观察生命体征的变化，同时监测血氧饱和度，发现异常立即通知医生配合抢救。

（3）告知患者保持情绪稳定，避免用力排便。

（4）留置针保留静脉通路，避免反复穿刺。

（5）告知患者及家属观察牙龈、大便以及皮肤、黏膜有无出血，有异常立即通知医生。

（6）定时复查凝血功能，遵医嘱用药，严密观察用药后的反应和效果。

（7）严密观察患者有无呼吸困难、咳嗽、咳痰、少尿、颈静脉怒张、低血压、心率加快等，听诊肺部有无湿啰音。必要时做好有创血流动力学监测，一旦发生心力衰竭，则按心力衰竭进行护理。

五、健康宣教

ACS/NSTEMI的急性期一般2个月左右，在此期间发生心肌梗死或死亡的风险最高。出院后要坚持长期药物治疗，控制缺血症状，包括服用双联抗血小板药物，严格控制危险因素，进行计划和适当的运动锻炼。根据住院期间的治疗效果和耐受性，予以个体化治疗，ABCDE方案对于指导二级预防有帮助：A，抗血小板、抗心绞痛治疗和ACEI；B，β受体拮抗剂预防心律失常，减轻心脏负荷；控制血压；C，控制血脂和戒烟；D，饮食护理；E，健康宣教和运动。

第十七节 慢性阻塞性肺疾病患者的护理

慢性阻塞性肺疾病是一组慢性肺部疾病。世界卫生组织统计，其在各类致死疾病中排第六位，占呼吸系统疾病死亡总数的20%。尽管抗感染、解痉、平喘、氧疗等处理是改善症状和控制病情发展的重要措施，但合理、正确的护理亦是取得最佳疗效的关键。

一、定义

慢性阻塞性肺疾病简称慢阻肺，是以持续气流受限为特征的可以预防和治疗的疾病。其气流受限多呈进行性发展，与气道和肺组织对香烟烟雾等有害气体或有害颗粒的异常慢性炎症反应有关。

二、临床表现

1. 慢性咳嗽 通常为首发症状。初起咳嗽呈间歇性，早晨较重，以后早晚或整日均有咳嗽，但夜间咳嗽并不显著。少数病例咳嗽不伴咳痰。也有部分病例虽有明显气流受限，但无咳嗽症状。

2. 咳痰 咳嗽后通常咳少量黏液性痰，部分患者在清晨较多；合并感染时痰量增多，常有脓痰。

3. 气短或呼吸困难 这是此病的标志性症状，是患者焦虑不安的主要原因，早期仅于劳力时出现，后逐渐加重，以致日常活动甚至休息时也感气短。

三、治疗原则

防治病因、缓解症状、减慢肺功能衰退、减少急性发作和医院就诊、改善生活质量。突出稳定期的药物治疗，尤其是支气管扩张剂的应用。

四、护理措施

1. 病情观察 观察患者咳嗽的时间、性质、程度，以及痰的色、质、量的变化。

2. 生活起居护理 注意颈部（天突穴）及肩部（定喘穴、肺俞穴）的保暖，勿直接吹风。

3. 保持呼吸道通畅 予雾化吸入，指压天突穴排痰，咳嗽、咳痰时采取半坐卧位。

4. 中医特色疗法　予大黄贴双丰隆、天突穴，贴2小时，注意观察局部皮肤有无发红、过敏反应等。

5. 饮食　宜多食清热止咳化痰之品，如鱼腥草瘦肉汤、罗汉果南北杏仁猪肺汤、枇杷叶粥、鲜芦根粥等。

五、健康宣教

1. 教育和劝导患者戒烟　以避免发病的高危因素。

2. 呼吸功能锻炼

（1）腹式呼吸。①原理：深而缓的腹式呼吸使呼吸阻力减低，潮气量增大，无效腔通气比例降低，气体分布均匀，通气/血流比值失调改善。同时，通过腹肌主动的舒张与收缩可增加膈肌运动，提高通气量，减少氧耗量，减轻呼吸困难，提高活动耐力。②方法：患者取坐位或立位，一手放于腹部，一手放于胸部。吸气时尽量挺腹，胸部不动；呼气时腹部内陷，尽量将气呼出。每分钟7～8次，每次10～20分钟，每日锻炼2次。

（2）缩唇式呼吸。①原理：增加气道外口段阻力，使等压点移向中央大气道，可防止气道过早闭合。②方法：用鼻吸气，用口呼气，呼气时口唇缩成吹笛状，气体经缩窄的口唇缓慢呼出，吸气与呼气之比为1:2或1:3。

第十八节　急性上消化道出血患者的护理

急性上消化道出血是较为常见的危急重症，如临床治疗护理不当极易威胁生命安全。由于急性上消化道患者的病情较为危急，同时还具有较高的反复发生率，该病患者对临床护理质量的要求更高，合理的护理干预是临床治疗的基本保证。

一、定义

急性上消化道出血指屈氏韧带以上的食管、胃、十二指肠和胰管、胆管病变引起的急性出血，胃空肠吻合术后吻合口附近的空肠上段病变所致出血也属这一范围，是一种常见的临床急症。主要临床表现是呕血和便血，或胃管内见血性液体，年发病率为（50～100）/10万。

二、临床表现

上消化道出血的临床表现取决于出血病变的性质、部位、失血量与速度，并与患者年龄、出血前的全身状况（如有无贫血及心、肾、肝功能）有关。主要包括：①呕血和黑便。②失血性周围循环衰竭。③氮质血症。④发热。

三、治疗原则

1. 一般治疗　大出血宜取平卧位，并将下肢抬高，头侧位，以免大量呕血时血液反流引起窒息，必要时吸氧、禁食。

2. 补充血容量　血红蛋白＜70g/L、收缩压＜90mmHg时，应立即输入足够量全血。肝硬化患者应输入新鲜血。

3. 药物治疗　近年来对消化性溃疡疗效最好的药物是质子泵抑制剂奥美拉唑、H_2受体拮抗剂西咪替丁或雷尼替丁，在基层医院亦较常用。上述3种药物用药3～5天血止后应改为口服。对消化性溃疡和糜烂性胃炎出血，可用去甲肾上腺素8mg加入冰盐水100ml口服或做鼻胃管滴注，也可使用凝血酶口服应用。凝血酶需临床用时新鲜配制，且服药同时给予H_2受体拮抗剂或奥美拉唑以使药物得以发挥作用。

食管-胃底静脉曲张破裂出血时，垂体后叶素是常用药物，但作用时间短，主张小剂量用药。患高血压、冠心病或孕妇不宜使用。有主张同时舌下含硝酸甘油或硝酸异山梨醇酯。

4. 三腔两囊管压迫止血　适用于食管-胃底静脉曲张破裂出血。如药物止血效果不佳，可考虑使用。该方法即时止血效果明显，但必须严格遵守技术操作规程以保证止血效果，并防止窒息、吸入性肺炎等并发症发生。

5. 内镜直视下止血　对于门静脉高压出血者，可采取：①急诊食管曲张静脉套扎术。②注射组织胶或硬化剂如乙氧硬化醇、鱼肝酸油钠等。一般多主张注射后用H_2受体拮抗剂或奥美拉唑，以减少硬化剂注射后因胃酸引起溃疡与出血。对于非门静脉高压出血者，可采取：①局部注射1:10 000肾上腺素盐水。②采用氩离子凝固术电凝止血。③血管夹（钛夹）止血。

6. 血管介入治疗　对于食管-胃底静脉曲张破裂出血，经垂体后叶素或三腔两囊管压迫治疗失败的患者，可采用经颈静脉门-体静脉分流术结合胃冠状静脉栓塞术。

7. 手术治疗　经上述处理后，大多数上消化道大出血可停止，如仍无效可考虑手术治疗。胃、十二指肠溃疡大出血患者早期手术可降低病死率，尤其是老年人不易止血又易复发，更宜及早手术，如并发溃疡穿孔、幽门梗阻或怀疑有溃疡恶变者宜及时手术。

四、护理措施

（1）口腔护理：出血期禁食，需要每天2次清洁口腔。呕血时应随时做好口腔护理，保持口腔清洁、无味。

（2）便血护理：大便次数频繁，每次便后应擦净，保持臀部清洁、干燥，以防发生湿疹和压疮。

（3）饮食护理：出血期禁食，出血期停止后按次序给予温凉流质、半流质及易消化的软食；出血后3天未解大便者，慎用泻药。

（4）使用三腔两囊管压迫治疗时，参照三腔两囊管常规。

（5）使用特殊药物时，如生长抑素等应严格控制滴速，不宜过快。出现腹痛、腹泻、心律失常等不良反应时，应及时报告医师处理。

（6）配合止血治疗的个性化护理。

五、健康宣教

（1）有出血症状者应暂禁食，从静脉补充营养时按医嘱进食易消化的流质或半流质饮食，少量多餐，逐渐恢复至正常饮食。

（2）保持愉快的心情，生活有规律，避免过度紧张及劳累。定时进食，少吃或不吃零食，睡前不加餐。

（3）胃黏膜保护药如硫糖铝片宜饭前空腹或临睡前服用。

（4）不服用阿司匹林和非甾体抗炎药如保泰松。

（5）避免食用坚硬、粗糙及含粗纤维多的食物。

（6）多食用高蛋白食物（鱼、禽、肉、蛋、奶）和带色的蔬菜（胡萝卜、番茄、绿色蔬菜）。

第十九节　严重复合伤患者的护理

严重复合伤是临床常见的急危重症之一，患者病情危重，出血量多，常伴有失血性休克，如不及时救治，会危及患者的生命。

一、定义

复合伤指人体同时或相继遭受两种或两种以上不同性质致伤因素的作用而引起的损伤，如烧伤合并骨折。

二、致伤因素

射线、热能、冲击波、化学毒剂、火器等物理、化学因素。见于以下情况。

1. 多种严重事故　核事故（放射病＋烧伤）、爆炸事故（烧伤＋冲击伤＋挤压伤）、交通事故（挤压伤＋烧伤）。

2. 严重自然灾害　地震、海啸、火灾。

3. 恐怖袭击　"911"事件、脏弹（放射性炸弹）、爆炸性武器。

三、临床表现

（1）伤情复杂，伤势严重。

（2）有效循环变化大，低容量性休克发生率高。

（3）开放伤可见伤口流出不同性质的液体。

（4）颅脑损伤表现不同程度的神志改变和瞳孔变化。

（5）胸部损伤多表现为呼吸功能障碍、循环功能障碍、低氧血症和低血压。

（6）腹部损伤早期表现为内脏出血、腹膜刺激征和低血压。

（7）脊柱、脊髓损伤可表现为肢体运动或感觉障碍。

（8）四肢和关节损伤可表现肢体变形或活动障碍。

四、治疗原则

1. 现场救护

（1）迅速去除致伤因素及进行快速而全面的伤情评估，了解伤者的生命体征、伤口的性质和程度、出血情况、骨折情况及内脏是否受伤等。通过评估，可以确定伤情严重程度，为后续的急救措施提供指导。

（2）根据伤情，针对性地进行急救处理，包括止血、镇痛、包扎、骨折固定、防止窒息、治疗气胸、尽早抗休克、抗感染等。

（3）迅速使伤员撤离现场，按轻、重、缓、急转送伤员。

2. 防止肺损伤　严重肺出血、肺水肿是早期的主要死因。应保持呼吸道通畅，患者气道阻塞、呼吸异常时，立即给予清除异物，开放气道，气管插管或者气管切开，并进行供氧。

3. 对于意识不清、心搏骤停者　给予心肺复苏。

4. 对于大动脉出血者　可以采取直接按压或使用止血带进行止血；对于小动脉或毛细血管出血，可以使用纱布进行包扎止血。如果伤者伤情严重，出血难以控制，尽快做手术，同时给予止血剂，补充血容量，输注新鲜血及血浆等。

5. 对于开放性骨折或关节脱位者　应及时进行复位，并固定创口，以减少进一步的伤害和并发症的发生。

6. 对于放射复合伤者　对伤员进行清洗，清洗的污水和污物深坑掩埋，勿使其扩散。

7. 对于化学复合伤者

（1）清除毒物，立即脱去染毒衣服，水溶性毒剂用清水冲洗皮肤毒物；对吸入中毒伤员，迅速脱离污染区；眼内污染者用无菌生理盐水冲洗10分钟以上；口服毒物可给予催吐、洗胃、导泻等；伤口污染者，应尽早清创。

（2）及时实施抗毒疗法。当诊断明确后立即对症进行抗毒治疗，疗效明显。

（3）纠正重要器官功能紊乱。

8. 防治感染　早期、适量和交替使用抗菌药物及破伤风抗毒素预防注射。

9. 对于疼痛剧烈及紧张、焦虑不能配合者　可以使用镇痛、镇静药，同时，还可以采用冷敷或热敷的方式，帮助缓解肌紧张和减轻炎症反应。

五、护理措施

（1）密切观察患者的病情变化，注意观察体温、脉搏、呼吸、血压、神志、瞳孔、尿量及出血量和伤情的变化。对颅脑损伤患者应重点观察生命体征和瞳孔的变化，防止脑疝形成。

（2）保持呼吸道通畅，及时清理患者口腔分泌物、呕吐物等，头偏向一侧，给予高流量吸氧，防止窒息的发生。必要时行气管切开或气管插管呼吸机辅助呼吸。

（3）迅速建立2条以上静脉通路，保证大量输血、输液的通畅，维持有效循环，纠正失血性休克，休克控制后适当限制输液量，防止心力衰竭、肺水肿的发生。

（4）备好抢救的药品、器械，熟练掌握急救药品的应用方法、剂量、浓度，掌握各项急救的操作技术和操作规程，紧密配合医师进行抢救工作。

（5）做好基础护理，避免并发症的发生，昏迷患者可留置尿管，及时观察尿量，同时要做好口腔护理、皮肤护理。对有手术指征的患者，尽快做好交叉配血试验、皮试、备皮、插胃管、导尿等手术准备工作。

（6）做好心理护理促进疾病的康复。

六、健康宣教

（1）保持环境安静，减少外界不良刺激。

（2）保持创面清洁、干燥，防止感染。

（3）注意休息，加强营养支持和恢复期的功能锻炼，定期复查。保持皮肤清洁、干燥，预防压疮发生。

第二十节　急性肾衰竭患者的护理

急性肾衰竭是临床上一种较为常见的危重性疾病，病因较为复杂，且临床致死率较高，因而严重的威胁着患者的健康及生命安全。近年来，随着人们生活方式的改变，急性肾衰竭的发病率呈逐年递增的趋势。

一、定义

急性肾衰竭指由于肾功能缓慢进行性减退，最终出现代谢产物潴留、水电解质紊乱、酸碱平衡失调和全身各系统症状的临床综合征，见于各种肾脏疾病的晚期。肾衰竭终末阶段又称尿毒症。

二、临床表现

1. 少尿期

（1）少尿期或无尿期一般持续1～2周。每日尿量持续少于400ml为少尿，少于100ml为无尿。尿色深而浑浊，尿内有蛋白、红细胞、白细胞、上皮细胞及其碎片和颗粒管型。

（2）进行性氮质血症。

（3）水电解质紊乱和酸碱平衡失调：表现为水过多，严重者可导致急性心力衰竭、肺水肿或脑水肿；高钾血症可诱发各种心律失常，重者心室颤动、心搏骤停；代谢性酸中毒；可有高磷、低钙、低钠、低氯血症等。心力衰竭是该病的主要死因之一。高钾血症是急性肾衰竭最严重的并发症，是死亡最常见的原因。

2. 多尿期　尿量增加的速度较快，经5～7天达到多尿高峰，甚至每日尿量可达3000～5000ml或更多，是肾功能开始恢复的标志。多尿期早期仍可有高钾血症，后期则易发生低钾血症。此期持续1～3周。

3. 恢复期　患者尿量正常，病情稳定，各项化验指标平稳。

三、治疗原则

（1）纠正可逆病因，避免额外损伤。

（2）少尿期处理：①试用血管扩张药，如无效可用呋塞米。②保持体液平衡，"量出为入"原则，进水量为一天液体总排出量＋500ml。③注意饮食与营养。④注意钾平衡。⑤纠正酸中毒。⑥积极控制感染。

（3）多尿期处理：防止脱水和电解质紊乱，给予足够的热量及维生素，适当增加蛋白质，以促进康复。

（4）恢复期处理：无须特殊治疗，避免使用肾毒性药物，防止高蛋白摄入，逐渐增加活动量。

（5）其他处理：合并其他并发症时，如出血、感染、高血压、代谢性酸中毒等，应进行相应的治疗。

四、护理措施

1. 一般护理

（1）安置患者绝对卧床休息以减轻肾脏负担，注意活动下肢，防止静脉血栓形成；床铺、衣裤干燥平整、柔软，防止皮肤破损；操作尽量集中进行，避免影响患者休息。

（2）体贴、关心患者，解释该病的有关知识，指导患者避免和消除精神紧张、恐惧、焦虑等不良心理反应。

2. 饮食护理

（1）限制蛋白质摄入，降低血尿素氮水平，减轻慢性肾衰竭症状，可给予高生物效价优质蛋白（如瘦肉、鱼、禽、蛋、奶类）饮食，蛋白质摄入量为0.8g/（kg·d）；接受透析的患者给予高蛋白饮食，蛋白质摄入量为1.0～1.2g/（kg·d）。

（2）保证热量供给：低蛋白饮食的患者需注意提供足够的热量，以减少体内蛋白质的消耗，保持机体的正氮平衡。热量供给一般为135～145kJ/（kg·d），主要由碳水化合物和脂肪供给。为摄入足够的热量，可食用植物油和食糖，并注意供给富含维生素C、B族维生素和叶酸的食物。必要时静脉补充营养物质。

（3）维持水平衡：少尿期应严格计算24小时出入量，按照"量出为入"的原则补充入液量，24小时的补液量应为显性失液量及不显性失液量之和减去内生水量。显性失液量即前一天的尿量、粪、呕吐、出汗、引流液、透析超滤量等。不显性失液量指从皮肤蒸发丢失的水分（300～400ml）和从呼气中丢失的水分（400～500ml）。

（4）减少钾的摄入：尽量避免食用含钾多的食物，如白菜、萝卜、榨菜、橘子、香蕉、梨、桃、葡萄、西瓜等。

五、健康宣教

（1）告知疾病的进展及透析的重要性。

（2）定期复诊。

（3）避免感染等各种诱因。

（4）合理饮食、保证营养。

（5）积极治疗原发病。

（6）病情变化及时就诊。

第二十一节　急性呼吸衰竭患者的护理

近年来，随着我国工业化的发展，环境污染的问题日益突出，吸烟人数的逐年增加，人口老龄化加快，心肺疾病的患病率不断地增加，急性呼吸衰竭的发病率也在升高，成为内科常见急危重症之一，严重威胁着患者的生命健康。

一、定义

急性呼吸衰竭指各种原因引起的肺部通气和换气功能严重不足，导致不能进行有效的气体交换，以致机体缺氧和二氧化碳潴留，从而引起一系列生理功能紊乱及代谢不全的临床综合征。

二、临床表现

呼吸衰竭表现为低氧血症、高碳酸血症或两者兼有，可使机体各器官和组织受到不同程度的影响。主要表现为呼吸困难、呼吸频率加快、鼻翼扇动、辅助呼吸肌活动增强，有时出现呼吸节律紊乱、叹息样呼吸，重症患者可出现意识模糊、烦躁、定向障碍、谵妄、昏迷、抽搐、全身皮肤黏膜发绀、大汗淋漓，可有腹痛、恶心、呕吐等症状。

三、治疗原则

1. **保持呼吸道通畅**　彻底清除气道分泌物或异物，吸痰，解除气道阻塞。酌情考虑气管插管或气管切开，建立人工气道。

2. 对症治疗 对于原发肺部感染者，根据肺部感染情况进行抗生素治疗；对于喉头水肿或异物导致者，可采用12号针头经环甲膜穿刺通气。

3. 呼吸支持 是处理急性呼吸衰竭非常重要的措施，根据患者病情给予不同程度的呼吸支持，使动脉血氧饱和度维持在90%以上。常用的呼吸支持方法包括常规氧疗、高流量湿化氧疗、无创机械通气和有创机械通气，严重的呼吸衰竭也可考虑采用体外膜氧合技术。常规氧疗是最常用、最基本的方法，有经鼻导管给氧和经面罩给氧两种方式，经面罩可给予患者更高浓度的氧气，但不适用于Ⅱ型呼吸衰竭以及患者有呕吐、咯血等情况。治疗后患者病情未改善，动脉血氧饱和度持续＜90%时，需要考虑采取更高一级的呼吸支持技术。

四、护理措施

1. 氧疗 Ⅰ型呼吸衰竭者给予中、高流量吸氧，氧流量为4～6L/min；Ⅱ型呼吸衰竭者给予低流量吸氧，氧流量为1～2L/min。

2. 清除呼吸道分泌物 根据病情稀释痰液，气道湿化，刺激咳嗽，辅助排痰，如有支气管痉挛的患者可给予氨茶碱等。

3. 机械通气 吸氧浓度＞40%、血气分析示氧分压＜60mmHg时应尽早给予气管插管，呼吸机辅助呼吸。

4. 控制感染 肺部和支气管感染是引起呼吸衰竭的主要原因，因此迅速而有效地控制感染是抢救呼吸衰竭的重要措施，一般根据既往用药史与药物敏感试验选用抗生素。

5. 呼吸兴奋剂 呼吸衰竭经常规治疗后无效，氧分压过低或过高，或出现肺性脑病表现或呼吸节律异常时，可考虑使用呼吸兴奋剂。常用尼可刹米，可直接兴奋呼吸中枢，使呼吸加深加快，改善通气。

6. 监测通气和血氧饱和度的变化 动态监测血气、指导临床各种参数的调整和酸碱平衡失调的处理，持续血氧饱和度监测，以便指导临床用药及处理。

7. 并发症的防治 保持水电解质和酸碱平衡，及时纠正平衡失调，纠正休克和防止弥散性血管内凝血。同时防止心力衰竭和脑疝的发生，及时治疗肺性脑病。

8. 禁用药物 Ⅱ型呼吸衰竭患者禁用对呼吸有抑制作用的药物，如吗啡。

五、健康宣教

（1）向患者及家属介绍疾病发病机制和疾病的发展和转归。

（2）鼓励患者进行呼吸运动锻炼，教会患者有效咳嗽和咳痰。

（3）遵医嘱正确使用药物，熟悉药物的用法、剂量及不良反应等，指导并教会低氧患者及家属进行合理家庭氧疗的方法和注意事项。

（4）增强体质，避免各种能引起呼吸衰竭的诱因。

（5）指导患者制订合理的活动与休息计划，教会患者减少耗氧量的活动与休息方法。

（6）若有症状加重、痰液变多和变黄、气促等症状，应尽早就医。

第二十二节　急性心力衰竭患者的护理

急性心力衰竭是各种心血管疾病的最后阶段，通常情况下病情危急，需要采取紧急医疗措施。目前，尽管医疗技术已取得较大进步，但急性心力衰竭患者病死率和再入院率仍较高，给患者个人和社会带来沉重的经济负担。

一、定义

急性心力衰竭指急性发作或加重的左心功能异常所致的心输出量骤降、肺循环压力升高、周围循环阻力增加的临床综合征，以左心衰竭最为常见。

二、病因

1. 原发性心肌舒张功能障碍　常见于心室舒张期顺应性降低，如冠心病、心肌缺血、肥厚型心肌病、限制型心肌病和心脏压塞等。是引起心力衰竭最常见的病因。

（1）心肌病变：主要见于节段性心肌损害如心肌梗死、心肌缺血，弥散性心肌损害如心肌炎，扩张型、肥厚型和限制型心肌病，以及结缔组织病的心肌损害等。

（2）原发或继发性心肌代谢障碍：常见于冠心病、肺心病、高原病、休克和严重贫血等疾病。主要由于心肌缺血缺氧，引起心肌能量代谢障碍或伴发酸中毒，使能量产生减少导致舒缩功能障碍。维生素B_{12}缺乏、糖尿病心肌病及心肌淀粉样变等病变也可发生心力衰竭。

2. 心脏负荷过度

（1）压力负荷过度：指心脏在收缩时所承受的阻抗负荷增加。左心室压力负荷过度常见于高血压、主动脉瓣狭窄、主动脉缩窄；右心室压力负荷过度常见于肺动脉高压、肺动脉狭窄、慢性阻塞性肺疾病及肺栓塞等。

（2）容量负荷过度：指心脏舒张期所承受的容量负荷过大。①左心室容量负荷过度：主动脉瓣、二尖瓣关闭不全等。②右心室容量负荷过度：房间隔缺损、肺动脉瓣或三尖瓣关闭不全等。③双室容量负荷过度：严重贫血、甲状腺功能亢进症、动静脉瘘等。

三、临床表现

1. 急性左心衰竭　根据心脏排血功能减退程度、速度和持续时间不同及代偿功能的差别有下列几种表现。

（1）急性肺水肿：为左心衰竭的主要表现，表现为端坐呼吸、剧烈气喘、面色唇指发绀、大汗淋漓、烦躁不安、恐惧及濒死感，可咳出或从鼻、口涌出大量粉红色泡沫样痰，甚至咯血。

（2）急性失代偿期心力衰竭：伴有急性心力衰竭的症状和体征，但病情较轻，未达到急性肺水肿的标准。

（3）高血压性急性左心衰竭：有急性心力衰竭的症状和体征，伴有血压升高和相对较好的左心室功能，影像学检查有相应的急性肺水肿的征象。

（4）高心排血量性心力衰竭：具有高心排血量的特征，伴有心率加快、四肢温暖、肺淤血、感染性休克时，还可出现低血压。

2. 急性右心衰竭　多数源于左心衰竭，如胸闷、气短、活动耐力下降、上腹部胀痛、颈静脉怒张、肝脾大、外周水肿等。单独的急性右心衰竭系急性肺栓塞所致，患者起病急剧，突发呼吸困难、剧烈胸痛、烦躁不安，继之恶寒高热、咳嗽、咯血，可合并严重心律失常或休克，重者可迅速晕厥，甚至死亡。

四、治疗原则

1. *一般原则*　采用坐位或半坐卧位、双下肢下垂，有利于减少回心血量，减轻心脏负担，缓解左心衰竭症状；血氧饱和度＜90％，推荐中高流量面罩供氧，粉红色泡沫样痰患者在进行氧气治疗时，应在湿化瓶中加入20％～30％乙醇，可降低肺泡表面张力，有利于气体交换。严重呼吸困难、低氧血症者，给予呼吸机正压通气治疗甚至气管插管呼吸机治疗。

2. *药物治疗原则*　包括利尿药、血管扩张药、强心剂。同时镇静、纠正心律失常。

3. *病因治疗*　如高血压、冠心病、肾功能不全，针对病因采取相应的治疗措施。

五、护理措施

（1）半卧位或坐位，双下肢下垂，必要时轮扎四肢。

（2）鼻导管吸氧3～5L/min，给予20％～30％乙醇湿化，间断吸氧，必要时面罩吸氧。

（3）建立静脉通路，遵医嘱给予强心、利尿药等。

（4）严格掌握输液速度，观察用药后的反应，并做好详细记录。

（5）持续心电监测，观察患者生命体征。

（6）做相应的辅助检查，如心电图、X线片，抽血查生化全项、血气分析等。

（7）鼓励、协助患者咳嗽，定时翻身拍背，保持呼吸通畅。

（8）了解患者咳嗽发生的时间、咯血的性状及量。

六、健康宣教

（1）向患者和家属宣教疾病相关的预防、治疗及急救知识。

（2）鼓励患者积极治疗各种原发病，避免各种诱因。

（3）劳逸结合，保证足够的睡眠，避免任何精神刺激。

（4）根据不同疾病指导患者选择不同的饮食，少量多餐，禁烟酒，忌辛辣。

（5）患者应遵医嘱按时服药，定期复查。

第二十三节　急性胰腺炎患者的护理

急性胰腺炎是一种病因复杂的胰腺炎症性疾病，是临床常见的急腹症，在全球范围内急性胰腺炎的总年发病率为34/10万，发病人群以中老年为主。

一、定义

急性胰腺炎指胰腺分泌的胰酶在胰腺内被异常激活，对胰腺自身及其周围脏器产生消化作用而引起的炎症性疾病，是一种常见的急腹症。急性胰腺炎严重程度不一，轻型易于治疗，预后好；重型病情险恶，病死率高。

二、临床表现

急性胰腺炎临床表现的轻重与其病因、病理类型和治疗是否及时等有关。轻者以胰腺水肿为主，临床多见，病情常呈自限性，预后良好，又称轻症急性胰腺炎；少数重者常继发感染、腹膜炎和休克等多种并发症，病死率高，称为重症急性胰腺炎。

1. 腹痛　为主要表现和首发症状，常在暴饮暴食或酗酒后突然发生。疼痛剧烈而持续钻痛、绞痛或刀刺样痛，可有阵发性加剧。腹痛常位于中左上腹，向腰背部呈带状放射，取弯腰抱膝位可减轻疼痛，一般胃肠解痉药无效。水肿型腹痛一般3～5天缓解；坏死型腹部剧痛，持续时间长。腹痛发生的机制包括：炎症刺激和牵拉胰腺包膜上的神经末梢；炎性渗出液和胰液外渗刺激腹膜和腹膜后组织，持续较长时间；炎症累及肠道引起肠胀气和肠麻痹；胰管阻塞或伴胆囊炎、胆石症引起疼痛。

2. 恶心、呕吐及腹胀　起病后多出现恶心、呕吐，有时频繁，呕吐物多为胃内物，可混有胆汁甚至血液，呕吐后无舒适感，可伴腹胀甚至麻痹性肠梗阻。

3. 发热　多数患者有中度以上发热，一般持续3～5天。若持续发热1周以上并伴有白细胞增多，应考虑有胰腺脓肿或胆道炎症等继发感染。

4. 低血压或休克　重症胰腺炎时常发生。患者烦躁不安，皮肤苍白、湿冷等。极少数患者可突发出现休克，甚至发生猝死。其主要原因为有效循环血容量不足、胰腺坏死释放心肌抑制因子导致心肌收缩不良、并发感染和消化道出血等。

5. 水电解质紊乱及酸碱平衡失调　多有轻重不等的脱水，呕吐频繁者可有代谢性碱中毒。重症者可有显著脱水和代谢性酸中毒，伴血钾、血镁、血钙降低，部分可有血糖增高，偶可发生糖尿病酮症酸中毒或糖尿病高渗性昏迷。

三、治疗原则

处理原则是减轻和控制胰腺的炎症、阻断和治疗并发症、支持疗法。及时采取正确的措施是抢救成功的关键。

1. 一般治疗　监测生命体征，吸氧，如有条件应进入重症监护病房。

2. 抑制胰液、胃酸分泌

（1）禁食、禁水：可免受食物和胃酸刺激，以使胰腺分泌减少到最低限度待其恢复。一般禁食5～8天，严重者2周。

（2）胃肠减压：以减少胃酸对胰腺分泌的刺激和减轻胃肠道胀气，使胰腺的急性炎症消退。一般2～3天。

（3）全胃肠外营养：重症胰腺炎不但长期不能进食，而且机体处于高分解状态，患者处于负氮平衡急需全胃肠外营养补充各种营养物质。

（4）抑制胰酶活性：主要有抑肽酶、氟尿嘧啶、二磷酸胞嘧啶－胆碱等。

（5）抑制胃酸分泌：可用西咪替丁、奥美拉唑等。

（6）镇静、镇痛：吗啡可使Oddi括约肌痉挛，不利于胰液引流，以哌替啶＋阿托品联用为好。哌替啶50～100mg，阿托品0.5～1.0mg，每4～8小时肌内注射1次。

3. 阻断和治疗并发症

（1）纠正水电解质紊乱和酸碱平衡失调：起病6小时后血容量下降20%～30%，病情进展及重症者下降更显著而发生低血容量性休克，应快速补液，先给晶体液，必要时给低分子右旋糖酐、血浆等。

（2）抗生素：该病为自身消化、无菌性炎症，一般可不用抗生素。如有感染或重症胰腺炎则主张应用广谱抗生素。

（3）腹腔灌洗：适用于腹内大量渗液或伴急性肾衰竭者，灌洗可使腹内含毒性作用的酶、肽类等排出体外，对改善一般情况、防止并发症有益。越早灌洗越好。

（4）监测重要脏器：给予吸氧，定时测血气分析，发生呼吸衰竭可做气管切开或气管插管应用呼吸机辅助呼吸，并注意心、肾功能不全的相应处理。

（5）内镜下Oddi括约肌切开术：对胆源性胰腺炎可用胆道紧急减压、引流去除胆石梗阻，起到治疗和预防胰腺炎发展的作用。适用于老年人不宜手术者。

（6）中医中药：对胰腺炎有一定疗效。

4. *外科手术治疗*　急性胰腺炎发展至出血和坏死阶段，病死率高，手术治疗是患者获得生存机会的唯一手段。但要掌握好手术指征，一般认为手术适用于重症急性胰腺炎经内科治疗无效者或伴腹膜炎者；胰腺炎伴脓肿、假性囊肿需手术引流或切除者；反复发作且有胆管梗阻者。

四、护理措施

（1）按消化内科一般护理常规处理。

（2）嘱患者卧床休息，保持睡眠及环境安静，以降低代谢率及胰液、胃肠液分泌，增加脏器血液流量，促进组织修复和体力恢复，改善病情。协助患者取舒适卧位，如弯腰、屈膝仰卧，鼓励患者翻身，防止坠床。

（3）建立静脉通路，给予胃肠外营养，并给予抗炎、解痉、镇痛、抑酸、抑制或减少胰液分泌的治疗。

（4）准确记录24小时出入量，包括胃肠减压引流量及呕吐量，并注意观察其颜色和性状。

（5）严密监测患者生命体征、尿量、血清淀粉酶变化，观察神志变化。

（6）观察患者腹痛程度和性质，轻者上腹钝痛，能耐受；重者呈绞痛、钻痛或刀割样痛，常呈持续性伴阵发性加剧。疼痛部位通常在中上腹部，如胰头部炎症为主，常在中上腹偏右；如胰体尾部炎症为主，常在中上腹及左上腹，并向腰背部放射。疼痛在弯腰或坐起前顿时减轻。出血坏死型可出现全腹痛、压痛和反跳痛。镇痛可用地西泮与哌替啶肌内注射。一般镇痛药多无效。吗啡不宜应用。观察患者有无恶心、呕吐、黄疸等症状，并给予对症处理。

（7）监测患者血糖变化。因为有些重症胰腺炎患者胰岛B细胞遭破坏，胰岛素分泌减少，导致少数患者出现永久性糖尿病。

（8）注意患者有无抽搐。因为重症急性胰腺炎患者常伴发低钙血症，必要时给予静脉缓慢推注葡萄糖酸钙。

（9）治疗过程中应警惕有无消化道出血、休克、急性呼吸衰竭、急性肾衰竭、循环衰竭等情况，若发生及时告知医师对症处理。

（10）急性期禁食、禁水，防止食物及酸性胃液进入十二指肠，刺激胰腺分泌消化酶，加重胰腺炎症。必要时进行胃肠减压，以改善胃肠过度胀气。禁食期间每天应补液2000～3000ml，以补充血容量，胃肠减压时液体量应适量增加，注意补充电解质，维持水电解质平衡。如腹痛和呕吐消失，胰腺功能恢复正常后进食清流食，如米汤、藕粉、杏仁茶等。但禁油脂饮食。症状缓解后，可选少量优质蛋白，每日25g左右，以利于胰腺的修复。

（11）护理过程中应观察患者的心理变化，应当给予患者心理安慰及鼓励，帮助患者完成各项检查与治疗，针对患者的情况进行健康宣教。

五、健康宣教

（1）急性胰腺炎发生期间应禁食，病情好转可进低脂饮食，以后逐渐进低脂半流食，愈后严禁暴饮暴食。

（2）禁烟酒，忌辛辣食物，每天脂肪不超过50g。

（3）禁食期间应每天做口腔护理，以保证患者口腔清洁、舒适。指导患者如口渴可含漱或用水湿润口唇，以减轻不适及口腔干燥。

（4）指导患者按医嘱坚持用药，并定期门诊复查。

（5）应向患者及家属讲解该病主要的发病原因、诱发因素及疾病过程，使患者积极治疗与急性胰腺炎发生有关的疾病。

第二十四节 胆石症患者的护理

胆石症是胆道系统的常见病。近年来，胆石症的发病率随肥胖人口的增加而增加，我国汉族人群胆石症的患病率为11.64%。40岁以上、女性、肥胖、白种人和多产通常是胆囊结石的危险因素。

一、定义

胆石症指发生在胆囊和胆管的结石，是胆道系统的常见病、多发病。主要见于成人，女性多于男性。

二、发病机制

（1）胆道感染：胆汁淤积、细菌或寄生虫入侵。

（2）胆道梗阻：结石、肿瘤。

（3）代谢因素：主要与脂代谢有关。

（4）胆囊功能异常：胆囊收缩功能减退。

（5）胆囊内胆汁淤积：利于结石形成。

（6）致石基因。

三、临床表现

1. 症状

（1）腹痛：呈绞痛，为持续性发作，阵发性加剧，常伴有右肩背部放射痛。

（2）消化道症状：恶心、呕吐、食欲减退、腹胀、腹部不适等症状。

（3）高热寒战：体温升高、脉搏加快、白细胞增多，出现寒战、高热，体温可高达39～40℃，呈弛张热。

（4）黄疸：胆管梗阻后即可出现黄疸，其程度和持续时间取决于胆管梗阻的程度、有无并发感染和胆囊等因素有关。腹痛、寒战高热和黄疸的典型临床表现称为Charcot三联征。

（5）Mirizzi综合征：胆囊内较大结石持续嵌顿压迫胆囊壶腹部和颈部时，可引起肝总管狭窄或胆囊胆管癌，以及反复发作的胆囊炎、胆管炎及梗阻性黄疸，称Mirizzi综合征。

（6）胆囊积液：积液呈无色透明，故称为"白胆汁"。

（7）肝内胆管结石：出现寒战、高热、黄疸。晚期发生胆汁性肝硬化时，可引起门静脉高压。

（8）其他：胆囊结石进入胆总管后或胆总管结石通过Oddi括约肌时引起损伤或嵌顿于壶腹部引起的胰腺炎，称为胆源性胰腺炎；因结石压迫可致胆囊－十二指肠瘘；结石及炎症的反复刺激可诱发胆管癌变。

2. 体征　右上腹疼痛，腹膜刺激征，肝区有压痛及叩击痛。

四、治疗原则

1. 缓解疼痛　剧烈疼痛者遵医嘱给予解痉、镇痛药，如盐酸山莨菪碱、塞来昔布胶囊、哌替啶等。

2. 禁食禁水　早期发病期间患者禁食禁水，必要时胃肠减压。

3. 抗感染治疗　如有出现寒战、发热等症状，可以选择抗生素治疗，如阿莫西林胶囊、头孢呋辛酯片、氨苄西林胶囊等。

4. 抗休克治疗　患者频繁呕吐，禁食期间给予静脉补液，纠正水电解质紊乱和酸碱平衡失调等。

5. 手术治疗　胆囊切除是治疗胆囊结石的首选方法。

五、护理措施

1. 观察病情　观察病情变化情况，监测生命体征，记出入量。患者出现寒战、高热及黄疸及时报告医师，遵医嘱进行处理。

2. 缓解疼痛　观察疼痛的部位、性质、发作时间及缓解因素，疼痛剧烈的情况下遵医嘱给予解痉镇痛药物。

3. 降低体温　根据患者体温变化情况，采取物理或药物降温；遵医嘱使用抗生素，控制感染，恢复正常体温。

4. 营养支持　给予低脂、高蛋白、高碳水化合物、高维生素普通饮食或半流质饮食，禁食者通过肠外营养方式给予补充。

5. 胃肠减压　观察胃管是否妥善固定及通畅，按时更换负压引流球，观察引流液的颜色、量、性质等。

六、健康宣教

注意休息、保暖、保持良好的卫生习惯，平时给予清淡低脂饮食，避免暴饮暴食，加强营养，避免吸烟、饮酒，发现异常及时就诊。

第二十五节　肠梗阻患者的护理

肠梗阻是外科急腹症之一，其发病急、变化快、病情重，且发病率高。可发生严重的水电解质紊乱和酸碱平衡失调，甚至危及生命。

一、定义

肠梗阻指各种原因引起的肠道内容物不能正常顺利通过肠道的疾病。

二、病因

1. 机械性肠梗阻　常见病因如下。

（1）肠腔外原因：①粘连与粘连带压迫。②嵌顿性外疝或内疝。③肠扭转，常由于粘连所致。④肠外肿瘤或腹块压迫。

（2）肠管本身的原因：①先天性狭窄和闭孔畸形。②炎症、肿瘤、吻合手术及其他因素所致的狭窄，如肠吻合等。③肠套叠，在成人较少见，多因息肉或其他肠管病变引起。

（3）肠腔内原因：由于成团蛔虫、异物或粪块等引起肠梗阻已不常见。巨大胆石通过胆囊或胆总管－十二指肠瘘管进入肠腔可产生胆石性肠梗阻。

2. 动力性肠梗阻

（1）麻痹性：腹部大手术后、腹膜炎、腹部外伤、腹膜后出血、某些药物、肺炎、脓胸、脓毒血症、低钾血症或其他全身性代谢紊乱均可并发麻痹性肠梗阻。

（2）痉挛性：肠道炎症及神经系统功能紊乱均可引起肠管暂时性痉挛。

3. 血管性肠梗阻　肠系膜动脉栓塞或血栓形成和肠系膜静脉血栓形成为主要原因。

三、临床表现

1. 症状

（1）腹痛：为典型的阵发性绞痛，有间歇期，腹痛发作时伴有肠鸣音亢进或有高调的气过水声。梗阻的部位越靠近远端疼痛越重，但疼痛发作的时间间隔也较久，一般3～9分钟发作1次。若发生肠麻痹则肠绞痛减轻或消失。

（2）呕吐：呕吐开始为胃内容物，之后则为肠内容物。小肠上端梗阻，呕吐频繁而量大，为胃内容物、十二指肠液、胆汁。小肠下端梗阻呕吐物量少，可呈粪便样。

（3）腹胀：在梗阻的后期出现，近端梗阻较轻，远端梗阻较重，肠麻痹时则更重。在绞窄性肠梗阻时，腹胀呈不对称性。

（4）排气与排便停止：大部分肠梗阻患者有排气、排便停止。由于肠系膜血管栓塞可排血便或稀水样便。

（5）脱水症状：如口渴、尿少、心悸等。

2. 体征

（1）早期：绞痛发作时腹部可看到固有肠型出现，并有蠕动波，局部有压痛，肠鸣音亢进，并有高调气过水声、金属音。

（2）后期：腹胀逐渐加重，若有腹肌紧张伴有反跳痛，明显压痛，即腹膜刺激征时，为绞窄性肠梗阻的体征，表示已有肠管坏死。当发生肠麻痹时腹胀明显加重，肠鸣音减弱或消失，偶可听到声音弱但音调高的金属音。

（3）可有脱水及休克体征。

（4）体温可升高，表明肠坏死可能。

（5）应注意腹部有无手术瘢痕及疝。

四、治疗原则

肠梗阻的治疗目标为矫正因肠梗阻所致的全身生理状况紊乱（如水电解质紊乱、酸碱平衡失调等）及解除梗阻。治疗方法大体分为手术治疗及非手术治疗两部分，医师会根据患者肠梗阻的原因、性质、部位以及全身情况和病情严重程度等决定具体治疗方案。

1. 一般治疗

（1）纠正水电解质紊乱和酸碱平衡失调：患者应禁食和禁水，并在手臂置静脉输液管，以便及时补充水、电解质和营养物质，以及后续可能要注射的药物。

（2）胃肠减压：放置一根胃管，以引出积压在消化道内的液体和气体，减轻肠腔膨胀，有利于肠壁血液循环的恢复，减少肠壁水肿。某些部分梗阻的肠袢（因肠壁肿胀而继发的完全性梗阻）可缓解，某些扭曲不重的肠袢也可得以复位。同时，该方法还可以减轻腹内压，改善因膈肌抬高而导致的呼吸与循环障碍。

（3）防治感染：需对可能发生的感染进行防治。肠梗阻后，肠壁血液循环有障碍，肠黏膜屏障功能受损，可致肠道细菌易位，或是肠腔内细菌直接穿透肠壁至腹腔内而产生感染。膈肌升高可影响肺部气体交换与分泌物排出，易发生肺部感染。

（4）药物治疗：由于个体差异大，用药不存在绝对的最好、最快、最有效，除常用非处方药外，应在医师指导下充分结合个人情况选择最合适的药物。药物使用主要目的为纠正水电解质紊乱和酸碱平衡失调、营养支持及防治感染，具体包括生理盐水、氯化钾注射液、葡萄糖注射液、氨基酸注射液及广谱抗生素等。对于特殊的动力性肠梗阻，还可以使用促进肠道蠕动的药物。

2. 手术治疗　分为开腹手术和腹腔镜手术。其中，腹腔镜手术有助于术后肠功能恢复，减少住院时间，可降低术后肠梗阻发病率，但腹腔镜手术肠损伤的发生率也较高。因此，对于二者的选择需谨慎。

五、护理措施

非手术治疗的护理措施如下。

1. 饮食　肠梗阻患者应禁食，如梗阻缓解，患者排气、排便，腹痛、腹胀消失12小时后可试进流质饮食，忌食易产气的甜食和牛奶等。

2. 胃肠减压　是治疗肠梗阻的重要措施之一，通过连接负压，持续实行胃肠减压，吸出胃肠道内的积气、积液，减轻腹胀，降低肠腔内的压力，改善肠壁的血液循环，胃肠减压时应注意观察并记录引流量的颜色及性状。

3. 缓解疼痛　在确定无肠绞窄或肠麻痹后，可用阿托品类抗胆碱药物，以解除胃肠道平滑肌痉挛，但不可随意应用吗啡类镇痛药，避免影响观察病情。

4. 呕吐的护理　呕吐时应坐起或头侧向一边，及时清除口腔内呕吐物，以免误吸引起吸入性肺炎或窒息。观察记录呕吐物的颜色、性状和量。呕吐后给予漱口，保持口腔清洁。

5. 记录出入量　准确记录输入的液体量、胃肠减压量、呕吐量及尿量等，为临床治疗提供依据。

6. 纠正水电解质紊乱和酸碱平衡失调　基础溶液为葡萄糖、等渗盐水，重者需输注血浆或全血。输液所需的种类和量根据呕吐情况、胃肠减压量、缺水体征、尿量，并结合血清钠、钾、氯和血气分析结果而定。

7. 严密观察病情变化　定时测量记录体温、脉搏、呼吸、血压，严密观察腹痛、腹胀、呕吐及腹部体征情况，若患者症状与体征不见好转或反而有加重，应考虑有肠绞窄的可能。

六、健康宣教

（1）注意饮食卫生，预防肠道感染。
（2）进食含纤维素较高的食物，多饮水，保持大便通畅。
（3）忌暴饮暴食，避免刺激性食物。
（4）避免饭后剧烈活动，防止发生肠扭转。
（5）出现严重呕吐、腹胀、腹痛、消瘦、排便习惯改变等，应及时就诊。

第二十六节　破伤风患者的护理

破伤风是一种急性中毒性疾病，其发病率与地区经济发展、社会群众职业比例及生产生活形式的分布相关，病死率极高，即使经过综合ICU治疗，病死率仍高达30% ～ 50%。

一、定义

破伤风是由破伤风梭菌侵入人体伤口并生长繁殖、产生毒素引起的一种以肌肉强直性收缩和阵发性痉挛为特征的急性特异性感染。常继发于各种创伤后，亦可发生于不洁条件下分娩的产妇和新生儿。

二、病因

致病菌为破伤风梭菌,是革兰阳性厌氧性芽胞梭菌。平时存在于人畜的肠道内,随粪便排出体外,以芽胞状态分布于自然界,广泛存在于灰尘、粪便和土壤中。破伤风梭菌不能侵入正常皮肤和黏膜,一旦发生开放性损伤,可通过伤口直接侵入人体发生感染。尤其是伤口窄而深、局部缺血、异物存留、组织坏死、填塞过紧、引流不畅或同时混有其他需氧菌感染等导致伤口缺氧,当机体抵抗力低下时更有利于破伤风的发生。

三、临床表现

1. 潜伏期　破伤风潜伏期6～12天,亦可短于24小时或长达20～30天,甚至数月。潜伏期越短,预后越差。

2. 前驱期　全身乏力、头晕、头痛,咬肌紧张、酸胀,咀嚼无力、烦躁不安、打呵欠等。以张口不便为特点。常持续12～24小时。

3. 典型症状　在肌肉紧张性收缩的基础上,呈阵发性强烈痉挛。最初受影响的肌群是咀嚼肌,以后依次为面肌、颈项肌、背腹肌、四肢肌群、膈肌和肋间肌。表现为咀嚼不便、牙关紧闭、咧嘴"苦笑"、颈部强直、角弓反张或侧弓反张状。膀胱括约肌痉挛可引起尿潴留;呼吸肌群痉挛可导致面唇发绀、呼吸困难,甚至呼吸暂停,以致危及生命。在肌肉持续紧张收缩的基础上,任何轻微的刺激,如光线、声响、接触、震动或触碰患者的身体,均可诱发全身肌群的痉挛和抽搐。发作间歇期长短不一,病情严重时发作频繁,持续时间长,间歇时间短。发作时神志清楚、表情痛苦。患者死亡原因多为窒息、心力衰竭或肺部并发症。

4. 其他症状　少数患者仅有局部肌肉持续性强直,可持续数周或数月,以后逐渐消退。新生儿破伤风,因其肌肉纤弱而症状不典型,常表现为不能啼哭和吸吮乳汁,活动少、呼吸弱,甚至呼吸困难,病程一般为3～4周,痉挛发作通常在3天内达高峰,5～7天保持稳定,10天以后痉挛发作次数逐渐减少,程度减轻,1～2周消失。恢复期间还可以出现一些精神症状,如幻觉,言语、行为错乱等,但多数能自行恢复。

四、治疗原则

破伤风是一种极为严重的疾病，病死率高，故应及时采取积极的综合治疗措施。

1. 清除毒素来源　彻底清除坏死组织和异物，敞开伤口，充分引流，用3%过氧化氢溶液冲洗。

2. 中和游离的毒素

（1）注射破伤风抗毒素（TAT），但若破伤风毒素已与神经组织结合，难以起效，因此应尽早使用。一般伤后12小时内注射1500U（1ml），成人、儿童剂量相同，用药前须做皮内过敏试验。

（2）深部肌内注射破伤风人体免疫球蛋白，尽早应用有效，一般只用1次，剂量为3000～6000U。

3. 控制并解除痉挛　是治疗的重要环节。保持病室环境安静，避免声、光等一切不必要的刺激。根据病情交替使用镇静及解痉药物，以减少患者痉挛和痛苦。新生儿破伤风要慎用镇静解痉药物。

4. 防治并发症

（1）保持呼吸道通畅：症状严重者，尽早行气管切开术，以便改善通气，有效清除呼吸道分泌物。

（2）合理使用抗生素预防其他继发感染，首选青霉素。

（3）支持疗法：补充水和电解质以纠正因消耗、出汗及不能进食等导致的水电解质紊乱。

五、护理措施

1. 一般护理

（1）环境要求：患者住隔离病室，减少一切刺激，保持安静、室内光线宜均匀柔和，避免强光照射；防止噪声，室内温度15～20℃，湿度约60%。治疗、操作等应尽量集中，可在使用镇静药后30分钟内进行，以免刺激打扰患者而增加抽搐。病室内应备齐急救药品及用物，以便及时处理严重的并发症，如呼吸困难、窒息等。

（2）保持静脉通路通畅：在每次发作后检查静脉通路，防止因抽搐使静脉通路堵塞、脱落而影响治疗。

（3）遵医嘱予以镇静、解痉药物并观察疗效。病情较轻者，可使用一般镇静药，减少对刺激的敏感性。①地西泮10mg静脉注射，一般每日1次。②苯巴比妥钠，肌内注射。③10％水合氯醛20～40ml保留灌肠。④病情较重者，可用氯丙嗪、异丙嗪各50mg，哌替啶100mg，加入5％葡萄糖溶液250ml内静脉注射，每日2～3次。用药过程中应严密观察呼吸和血压。抽搐频繁者，用上述药物仍不能控制痉挛时，可使用硫喷妥钠或肌肉松弛剂，但应在气管切开及控制呼吸的条件下使用。

（4）严格消毒隔离：破伤风梭菌具有传染性，应执行接触隔离，所有器械、敷料均需专用，使用后器械要用2％戊二醛溶液浸泡1小时以上，清洗后高压灭菌；敷料应焚毁，严格防止医院内交叉感染。另外，患者解除隔离、出院或死亡后应立即进行终末消毒。

2. 呼吸道管理

（1）保持呼吸道通畅：备好气管切开包，如发生呼吸道梗阻，应立即通知医师行气管切开，如突发窒息，可立即将16号针头刺入环甲膜，使空气进入气管，然后再做气管切开，以赢得抢救时间。

（2）在痉挛发作控制后的一段时间内，协助患者翻身、叩背，以利排痰；必要时吸痰，防止痰液堵塞；给予雾化吸入，稀释痰液，便于痰咳出或吸出。

（3）患者进食时注意避免呛咳、误吸。

3. 加强营养　协助患者进食高热量、高蛋白、高维生素的饮食；进食应少量多次，以免引起呛咳、误吸；病情严重者，提供肠内、肠外营养，以维持人体正常需要。

4. 防止受伤

（1）防止患者坠床：使用带护栏的病床，必要时设专人护理。

（2）采用保护措施，必要时使用约束带固定患者，防止痉挛发作时患者坠床和自我伤害；关节部位放置软垫保护关节，防止肌腱断裂和骨折；应用合适牙垫，避免痉挛时咬伤舌。

5. 严密观察病情变化　设专人护理，每4小时测量体温、脉搏、呼吸1次，必要时随时测量。体温超过39℃时，可用冰敷、酒精擦浴等物理方法降温，半小时后复测体温。遵医嘱合理使用药物降温，如冬眠疗法。患者大量出汗后，应及时遵医嘱进行静脉补液，以防虚脱及电解质紊乱。寒战时，注意保暖，根据需要测血压。患者抽搐发作时要及时观察、记录抽搐的次数、时间、症状，并报告医师进行处理；准确、及时应用抗痉挛药物。注意痉挛发作前的征兆，以便及时加大药量，控制痉挛的发作。

6. 人工冬眠护理　应用人工冬眠过程中做好各项监测，随时调整冬眠药物的用量，使患者处于浅睡状态。

7. 留置导尿管　保持持续导尿并给予会阴部护理，防止感染。

六、健康宣教

（1）宣传破伤风的发病原因和预防知识，指导公众加强自我保护意识，避免皮肤受伤。普及科学分娩知识，避免不洁接生，以防发生新生儿及产妇破伤风等。

（2）预防破伤风最有效、最可靠的方法是注射破伤风抗毒素，按期接受破伤风主动免疫的预防注射，儿童应定期注射破伤风类毒素，以获得自动免疫。

（3）出现下列情况时应及时到医院就诊：①任何较深的外伤切口，如木刺、锈钉刺伤。②伤口虽浅，但沾染人畜粪便。③医院外的急产或流产，未经消毒处理者。④陈旧性异物摘除术前。

第二十七节　异位妊娠患者的护理

异位妊娠是妇产科危险的急腹症之一，是危及妇女生命安全的高风险疾病，对患者的危害极大，如果不及时处理，就可能引发大出血，甚至危及患者生命。

一、定义

异位妊娠指受精卵在子宫腔以外的位置着床和发育的妊娠。包括输卵管妊娠、卵巢妊娠、腹腔妊娠及宫颈妊娠等。其中以输卵管妊娠最常见，约占95%。

二、临床表现

多数患者停经后出现不规则阴道出血，但多数人将异位妊娠时出现的不规则阴道出血误认为月经，可能无停经史主诉。腹痛是输卵管妊娠患者就诊的主要症状，常表现为一侧下腹隐痛或酸胀感，输卵管妊娠流产或破裂时患者突感一侧下腹部撕裂样疼痛，常伴有恶心、呕吐。此外，还常有不规则阴道出血，色暗红或深褐，量少呈点滴状。由于腹腔内急性出血及剧烈腹痛，轻者可出现晕厥，严重者出现失血性休克，休克程度与阴道出血量不成正比。若输卵管妊娠流产或破裂后所形成的血肿时间过久，可因血液凝固，逐渐机化变硬并与周围器官发生粘连而形成包块。

三、治疗原则

1. 手术治疗

（1）根治手术：即输卵管切除手术，适用于内出血并发休克的急症患者。应在积极纠正休克同时，迅速打开腹腔，找到病变输卵管，用卵圆钳钳夹出血部位，暂时控制出血，并加快输血、输液。待血压上升后，继续手术切除输卵管，并酌情处理对侧输卵管。

（2）保守性手术：有一定风险，适用于有生育要求的年轻妇女。由于近年来异位妊娠可早期诊断，采用保守手术明显增多。可根据患者自身情况选择手术方式，在腹腔镜下进行。伞部妊娠可行挤压将妊娠产物挤出；壶腹部妊娠可行开窗术取出血块和胚胎；峡部妊娠可切除病灶行断端吻合。

2. 药物治疗

（1）化学药物治疗：适用于早期异位妊娠、要求保持生育能力的患者。如常用药物甲氨蝶呤可以抑制滋养细胞增生，破坏绒毛，造成胚胎组织坏死、脱落、吸收。

（2）中药治疗：以活血化瘀为治疗原则，严格掌握适应证。

四、护理措施

1. 手术治疗患者的护理

（1）异位妊娠破裂有失血性休克者，应配合医师进行抢救，建立静脉通路，输液输血；做好术前准备，包括备皮、皮试、置导尿管、交叉配血等。

（2）做好自体输血的准备：小于12孕周胎膜未破，出血时间少于24小时，血液未受污染，镜检红细胞破坏率小于30%方可回输。方法是每100ml回收血内加入

3.8%枸橼酸钠10ml（或肝素60U）抗凝，经过自身输血回输装置（或8层纱布过滤）输入，每次输血400ml应补充10%葡萄糖酸钙10ml。

（3）患者取头低平卧位，立即给予吸氧，注意保暖。

（4）向患者解释术前准备工作的目的，减轻其紧张焦虑情绪。

2. 保守治疗患者的护理

（1）嘱患者绝对卧床休息，避免增加腹压的活动或按压腹部。如腹痛突然加重，或面色苍白、脉搏加快、血压下降，伴有恶心、呕吐、肛门下坠感等症状，应立即通知医师，及时做好抢救准备。

（2）做好生命体征的观察并做好记录：每6小时监测并记录体温、脉搏、呼吸、血压一次。

（3）注意阴道内有无排出组织或血块，若有阴道排出物需保留标本，并请医师检查。必须送病理检查。

（4）严密观察病情变化，做好大出血的抢救准备工作，保证抢救物品处于完好状态。

（5）提供安静的休息环境和周到细致的护理，减少不必要的刺激。

（6）预防感染：卧床期间做好会阴护理，及时更换消毒卫生巾，勤换内衣裤，防止发生盆腔感染。嘱患者注意保暖，预防感冒，如有咳嗽及时处理，避免慢性咳嗽增加腹压。

五、健康宣教

输卵管妊娠的预后在于防止输卵管的损伤和感染，因此护士应做好妇女的健康保健工作，防止发生盆腔感染。

（1）教育患者洁身自好，抵制不良性行为，保持良好的卫生习惯。

（2）发生盆腔炎后须积极彻底治疗，以免延误病情。

（3）饮食指导：给予高蛋白、高热量、高维生素、易消化的饮食。

（4）休息与活动：患者术后休息多长时间应视患者身体、工作的具体情况而定。

（5）门诊随访：有异位妊娠病史的患者，再次异位妊娠的可能性增加，同时对于还有生育要求的患者应定期门诊随访。

第二十八节　甲状腺危象患者的护理

甲状腺危象是一种致命性急症，多发于严重或久患甲状腺功能亢进（简称甲亢）未治疗或治疗不充分患者，其病死率为20%～50%，因此，早预防、早识别、早处理至关重要。

一、定义

甲状腺危象是在某些应激情况下使甲亢患者病情突然恶化，以高热、快速性心律失常、腹泻和精神及神经功能障碍为特征的致命性综合征。

二、临床表现

典型甲状腺危象临床表现为"四大一改变"：大热，体温常＞39℃；大汗淋漓，继之汗闭；大量吐泻，常达8次/天；大心率，常＞140次/分；可伴心律失常、意识改变、昏迷。若处理不及时，多因休克、呼吸和循环衰竭及电解质紊乱而死亡。

1. 体温升高　体温急骤升高，皮肤苍白和脱水。高热是甲状腺危象的特征表现，是与重症甲亢的重要鉴别点。

2. 中枢神经系统表现　精神紧张、焦虑很常见，也可有震颤、极度烦躁不安、谵妄、嗜睡，最后陷入昏迷。

3. 循环系统表现　窦性或异源性心动过速，与体温升高程度不成比例，可出现心律失常，也可以发生肺水肿或充血性心力衰竭。最终血压下降，陷入休克。一般伴有甲亢性心脏病的患者，容易发生甲状腺危象，当发生危象后促使心脏功能进一步恶化。

4. 消化系统表现　食欲极差，恶心、呕吐频繁，腹痛、腹泻明显。恶心，呕吐及腹痛可发生在疾病早期。病后体重锐减。

5. 电解质紊乱　由于进食差、呕吐、腹泻及大量出汗，最终出现电解质紊乱，约半数患者有低钾血症，1/5患者血钠减低。

临床上，少部分患者的临床症状和体征很不典型，突出的特点是表情淡漠、木僵、嗜睡、反射降低、低热、明显乏力、心率慢、脉压小及恶病质，甲状腺仅轻度肿大，最后陷入昏迷，甚至死亡。这种类型临床上称为"淡漠型"甲状腺危象。

三、治疗原则

怀疑甲状腺危象时，不应等待实验室检查结果，应立即开始治疗。

1. 降低血甲状腺激素浓度

（1）抑制甲状腺激素（TH）合成：丙硫氧嘧啶（PTU）或甲巯咪唑（他巴唑，MMI）能有效抑制T_4和T_3的合成，不影响TH释放和在外周组织中的作用。PTU或MMI应至少在给予碘化物前1小时用药。停用碘化物后，应继续用PTU或MMI维持甲状腺的正常功能。PTU首次600mg，口服或经鼻胃管注入，继而250mg每6小时一次；或MMI首次60mg口服，继而20mg每天3次。症状缓解后，改为维持量。

（2）阻止TH释放：PTU治疗1小时后，碘化物（口服碘化钾或复方碘溶液或静脉滴注碘化钠）能抑制TH释放。复方碘溶液5滴口服，每8小时一次；或碘化钠1.0g加入10%葡萄糖氯化钠溶液静脉滴注，最初24小时可用碘化钠$1 \sim 3g$。碘化物应与PTU或MMI合用。血T_4、T_3浓度正常后停药。

（3）抑制外周T_3生成：血T_4转化成T_3后才起作用。T_3是生物活性最强的TH。β受体阻滞剂和PTU均不同程度地抑制T_4向T_3转化。大剂量糖皮质激素（如地塞米松）能明显抑制T_4向T_3转化，也能抑制甲状腺过度分泌T_4。联合应用PTU、碘化物和地塞米松能使血T_3水平在24小时内恢复正常。碘番酸能有效治疗甲状腺危象，抑制5-脱碘酶和减少T_3生成。

（4）清除血TH常规治疗药无效者，应用血液透析、血浆置换、腹膜透析或血液灌流移除血TH。此外，考来烯胺（消胆胺）能增加粪TH的排出，降低血TH水平。

2. 阻断血儿茶酚胺作用　阻断血儿茶酚胺作用能缓解甲亢症状。β受体阻滞剂（普萘洛尔、艾司洛尔等）主要用于阻断甲状腺危象患者的儿茶酚胺作用。静脉用药数分钟后心脏和精神症状明显缓解。普萘洛尔$1 \sim 5mg$静脉注射，或每4小时口服$20 \sim 60mg$。β受体阻滞剂与地高辛和利尿药合用能有效控制甲状腺危象患者快速性心律失常引起的心力衰竭。用药过程中注意不良反应。

3. 应用糖皮质激素　糖皮质激素能抑制 TH 释放、T_4 向 T_3 转化和降低周围组织对 TH 的反应性，提高机体应激能力，与抗甲状腺药有协同作用。对高热、休克患者可给予氢化可的松 50 ～ 100mg，加入 5% ～ 10% 葡萄糖溶液静脉滴注，每 6 ～ 8 小时一次，200 ～ 300mg/d。

4. 对症和支持治疗

（1）保持气道通畅：对昏迷患者应注意保持气道通畅，持续高流量吸氧。

（2）降温治疗：对高热患者应用降温毯或冰袋降温。体温不降时，可给予非水杨酸类解热药（如对乙酰氨基酚）。寒战高热时，给予氯丙嗪 25 ～ 50mg 肌内注射，每 4 ～ 6 小时一次。阿司匹林能置换出与甲状腺素结合球蛋白结合的 T_4，使血游离 T_4 水平升高，禁用。

（3）镇静药：对烦躁不安、惊厥患者，给予地西泮 10mg，肌内注射；或 10% 水合氯醛 15 ～ 20ml，保留灌肠。

（4）营养支持：积极静脉补液，恢复有效血容量，纠正电解质紊乱；供给充分的营养和多种维生素。

5. 去除诱因和治疗病因

（1）去除诱因：积极寻找诱发甲状腺危象的原因，给予相应处理。对糖尿病酮症酸中毒诱发甲状腺危象的患者，应适当加大胰岛素用量，纠正失水和酸中毒。甲状腺危象合并心力衰竭时，地高辛用量是甲状腺功能正常患者的 2 倍。

（2）治疗病因：根据甲状腺放射性碘摄取明确甲亢患者的病因，决定手术或 [131]I 治疗。需要手术者，在术前、术中和术后给予普萘洛尔、PTU 或 MMI 及碘化物。

四、护理措施

1. 休息　患者绝对卧床休息，避免不良刺激，烦躁者可遵医嘱适当镇静，病房室温要偏低，光线要暗淡。

2. 吸氧　视病情需要给氧，呼吸困难、发绀者取半卧位，立即给予吸氧（2 ～ 4L/min）。

3. 开通静脉通路　迅速遵医嘱建立静脉通路，及时准确给药。症状严重者要做好抢救准备。

4. 降温　迅速进行物理降温（冰帽、酒精擦浴、冰盐水灌肠），持续高热要遵医嘱使用降温药物或使用冬眠合剂。

5. 饮食　烦躁、昏迷、急性期症状严重者可短暂禁食。

五、健康宣教

（1）对甲状腺疾病患者要指导其了解甲状腺危象的原因，避免诱因。

（2）向患者说明按时、定量服药、定期复查的重要性，防止因突然停药而出现"反跳"现象，用药期间定期检测血象、体重、甲状腺功能等。

（3）日常生活要进行饮食控制，禁忌含碘高的食物如海带、紫菜等海产品，忌饮咖啡、浓茶等刺激性饮料。

第二十九节　糖尿病酮症酸中毒患者的护理

糖尿病酮症酸中毒是一种严重的、可能危及生命的糖尿病急性并发症，主要发生在1型糖尿病患者中，但也可能在2型糖尿病或其他特殊类型的糖尿病。不仅严重影响患者生活质量，更增加了患者的经济负担和死亡风险。

一、定义

糖尿病酮症酸中毒是由于体内胰岛素缺乏，胰岛素反调节激素增加，引起糖和脂肪代谢紊乱，以及高血糖、高酮血症和代谢性酸中毒为主要改变的临床综合征。

二、发病机制

糖尿病酮症酸中毒主要继发于胰岛素绝对或相对不足，胰岛素拮抗激素（如胰高血糖素、儿茶酚胺、生长激素、肾上腺皮质激素）相对或绝对增多，使脂肪分解加速，脂肪酸在肝脏内经氧化产生的酮体大量增加，当酮体生成大于组织利用与肾脏排泄时，可以使血酮体浓度显著升高。由于大量有机酸聚积消耗了体内碱储备，超过体液缓冲系统与呼吸系统代偿能力，即发生酸中毒。另外，由于尿渗透压升高，大量水分及钠、钾、氯丢失，从而引起脱水。

三、临床表现

1. 症状　出现明显的多饮、多尿，伴恶心、呕吐、食欲减退；可有广泛剧烈腹痛、腹肌紧张，偶有反跳痛，常被误诊为急腹症；由于酸中毒，呼吸深而快，严重者出现Kussmaul呼吸，呼出气体中有丙酮味（烂苹果味）。神经系统可表现为头晕、头痛、烦躁，病情严重时可有反应迟钝、表情淡漠、嗜睡甚至昏迷。

2. 体征　皮肤弹性减退、黏膜干燥、眼球下陷，严重脱水可出现心率增快、血压下降、四肢厥冷、体温下降、腱反射减退或消失及昏迷。

四、治疗原则

1. 补液　立即建立双通道，通常使用0.9%氯化钠静脉滴注，补液量和速度视失水程度而定，开始时补液速度应快：在2小时内输入1000～2000ml，补充血容量，改善周围循环和肾功能，以后根据血压、心率、尿量、末梢循环、中心静脉压决定输液量和速度。第2～6小时输入1000～2000ml，24小时补液量4000～6000ml，严重失水者输入6000～8000ml。治疗前已有低血压或休克者，应输入胶体液并进行抗休克治疗。

2. 胰岛素治疗　由于糖尿病酮症酸中毒患者血糖高，故需要使用降糖药物进行降糖。采用小剂量胰岛素疗法，静脉注入或泵入胰岛素，当血中浓度达到120μU/ml时，即能够有效地降低血糖。用药过程中要严密监测血糖变化，防止低血糖的发生。

3. 纠正电解质紊乱　治疗前血钾水平高于正常（＞6.0mmol/L）或无尿时暂缓补钾。如治疗前血钾正常，每小时尿量在40ml以上，可在输液和胰岛素治疗的同时即开始补钾。在整个治疗过程中需定时监测血钾水平，并结合心电图、尿量调整补钾量和速度。病情恢复后，仍需继续口服补钾数天。

4. 纠正酸中毒　轻中度酸中毒经充分补液和胰岛素治疗可自行纠正，不必补碱。pH＜7.0的严重酸中毒，应给予小剂量的等渗碳酸氢钠（1.25%～1.40%）静脉滴注，但补碱不宜过多过快，以避免诱发或加重脑水肿。补碱后需检测动脉血气情况。

五、护理措施

1. 饮食和休息　昏迷患者禁食，待昏迷缓解后改为糖尿病半流质或糖尿病饮食。

（1）三餐热量分配：一般早中晚餐的热量分配依次为1/5、2/5、2/5或1/3、1/3、1/3。

（2）食物的选择：提倡食用粗制米面和适量的杂粮，忌食葡萄糖、蔗糖、蜜糖及其制品。每日摄取的蛋白质中动物蛋白应占总量的1/3，忌食动物脂肪或胆固醇含量较高的食物。饮食中应增减膳食纤维的含量，每日饮食中膳食纤维的含量不应低于40g。

（3）每周定时测量体重。绝对卧床休息，注意保暖，使体力消耗达最低水平以减少脂肪、蛋白质分解。

2. 做好基础护理　做好口腔及皮肤护理，保持皮肤清洁，预防感染；勤翻身、拍背，防止压疮和坠积性肺炎；女性患者应注意保持外阴清洁，昏迷患者置尿管，胃扩张者留置胃管。

3. 吸氧　低流量持续吸氧，对昏迷患者还应注意吸痰以保持呼吸道通畅。

4. 用药护理　小剂量胰岛素持续应用于治疗糖尿病酮症酸中毒时应严密监测患者的血糖变化，以防止低血糖的发生。快速建立静脉通路，准确迅速地执行医嘱，严密掌握输液速度，保证24小时液体入量。纠正电解质紊乱和酸碱平衡失调：补钾应根据血钾和尿量，治疗前血钾低于正常，立即开始补钾，2～4小时通过静脉输液每小时补钾13～20mmol/L；血钾正常、尿量＞40ml/h，也立即开始补钾；血钾正常、尿量＜30ml/h，暂缓补钾，待尿量增加后再开始补钾；血钾高于正常，暂缓补钾。病情恢复后仍应继续口服钾盐数天。

5. 心理护理　此期间患者因对医治知识的缺乏而产生紧张、恐惧等情绪，医护人员给予关心安慰，做好解释工作。

六、健康宣教

1. 向患者讲解疾病知识　向患者讲解糖尿病的病因、临床表现、并发症和预防，以及酮症酸中毒的诱因和先兆症状。一旦出现这种情况及时就诊。经济条件好的患者购买快速血糖仪，教会患者自测血糖，使其早发现、早预防、早治疗。

2. 正确用药 告知患者必须坚持服药及定期门诊复查,强调不可擅自停药、减药及盲目乱服药。指导患者正确服用,定期观察血糖变化,正确评价药物的疗效,嘱咐患者按时进餐,切勿提前或延后,以免发生低血糖。

3. 正确使用胰岛素 指导患者确定胰岛素制剂种类、注射时间和方法:常规胰岛素于餐前半小时皮下注射,精蛋白锌胰岛素在早餐前1小时皮下注射,长、短效胰岛素混合使用时应先抽短效再抽长效胰岛素,混匀后注射。注射时严格遵守无菌操作。

4. 增强机体的免疫力 注意休息,适当运动,运动时注意适量、经常、个体化。根据病情不同,可从轻到中等强度运动,切忌剧烈运动,切勿空腹运动,指导患者定期复诊。

第三十节 低血糖危象患者的护理

低血糖危象为糖尿病的急性并发症之一,对机体的危害较高血糖更为严重。其临床表现复杂多变,有时容易误诊误治,一旦处置失当将给患者造成不可逆的脑损害甚至死亡。

一、定义

低血糖危象是由于某些病理和生理原因使血糖降至2.5mmol/L以下的异常生化状态,引起以交感神经兴奋和中枢神经异常为主要表现的临床综合征。

二、发病机制

人体血糖的正常有赖于消化道、肝、肾及内分泌腺体等多器官功能的协调一致,通过神经体液调节机制来维持血糖的稳定。低血糖对机体的影响以神经系统为主,尤其是交感神经和脑部。交感神经受低血糖刺激后,儿茶酚胺分泌增多刺激胰高血糖素和血糖水平的增高,又能作用于肾上腺素能受体而引起心动过速、烦躁不安、面色苍白、大汗淋漓和血压升高等交感神经兴奋的症状。葡萄糖是大脑的主要能量来源，脑细胞所需的能量几乎完全来自血糖，脑细胞本身没有糖原储备。较长时间的重度低血糖可严重损害脑组织。重度低血糖常伴有脑组织对氧的摄取率下降而对缺氧的耐受性更差，加重了低血糖对脑部的损害。

三、临床表现

1. 交感神经兴奋为主　患者出现心悸、出汗、冷汗为主，可以有精神障碍、谵妄、四肢无力、软瘫。

2. 中枢神经系统损害为主　当低血糖发生时，如果不能给予葡萄糖水、蜂蜜水的补充，血糖持续下降就可发生低血糖昏迷。低血糖昏迷非常危险，主要是对神经系统的损伤，持续严重的低血糖将导致患者昏迷，可造成永久性脑死亡，甚至死亡。发生低血糖是急症，应该给予紧急抢救。

四、治疗原则

1. 血糖测定　凡怀疑低血糖危象的患者，应立即做血糖测定，并在治疗过程中动态观察血糖水平。

2. 补充葡萄糖　如患者昏迷或抽搐，立即静脉注射50%葡萄糖注射液50ml，或肌内注射胰高血糖素0.5～1.0mg，并静脉滴注50%葡萄糖注射液500～1000ml，每15分钟监测血糖一次，视病情调整滴速和输入液量，患者清醒后应尽早进食果汁及食物。

3. 应用胰高血糖素　常用剂量是0.5～1.0mg，可皮下、肌内或静脉注射。用药后患者多在5～20分钟清醒，否则可重复给药。胰高血糖素作用快，但维持时间短，一般维持1.0～1.5小时，以后让患者进食或静脉给予葡萄糖，防止低血糖发生。

4. 应用糖皮质激素　如果患者血糖维持在11.1mmol/L的水平一段时间神志仍然不清醒，可用静脉输注氢化可的松100mg，每4小时1次，共12小时，以利于患者的清醒。

5. 病因治疗　积极寻找原发病，并给予相应治疗，如胰岛素瘤应尽早手术治疗，肝病所致者积极治疗原发病等。

五、护理措施

1. 吸氧 患者取平卧位，保持呼吸道通畅，头偏向一侧，清除口鼻腔分泌物，防止误吸，床旁备吸引器，做好气管插管和使用呼吸机的准备。

2. 升高血糖 轻者立即口服适量糖水，重者遵医嘱静脉注射50%葡萄糖注射液40～60ml。

3. 建立静脉通路 给予葡萄糖输入，依据病情遵医嘱给予糖皮质激素治疗，应用脱水药物控制脑水肿。抽搐患者除补糖外，可酌情应用适量镇静药物，并保护患者，防止外伤或自伤。

4. 严密观察病情 观察患者生命体征变化，持续动态监测血糖，观察尿量，记录尿糖排出量。

5. 对于抽搐者护理 应注意是否合并脑水肿，除补糖外酌情应用甘露醇降颅内压和镇静药，并注意保护患者防止外伤。

6. 观察治疗效果 使用胰岛素治疗时可有低血糖反应，为防止患者清醒后再度出现低血糖反应，需要观察12～48小时。

六、健康宣教

（1）指导患者加强对糖尿病患者预防低血糖的教育，指导糖尿病患者合理饮食、进餐和自我检测血糖的方法。

（2）指导患者了解在皮下注射胰岛素和口服降糖药治疗过程中可能会发生低血糖，教会患者及家属识别低血糖早期表现和自救方法，合理使用胰岛素和口服降糖药。

（3）指导养成良好的生活习惯，坚持运动疗法，戒烟戒酒，饮食定时定量，保持每日基本稳定的摄入量。

（4）指导糖尿病患者外出时应随身带：①食物，如糖果、饼干等，以备发生低血糖时急用，及时纠正低血糖，避免导致严重低血糖。②急救卡片（注明姓名、诊断、电话、用药等），它可以提供糖尿病急救有关的重要信息，在发生严重低血糖时能最短时间得到诊断和治疗。

第三十一节　中暑患者的护理

随着全球气候变暖及热浪频发，热相关疾病发生率逐渐上升，中暑为最严重的情况，严重威胁生命健康。每年我国重症中暑的病死率高达10%～15%，当发展为热射病时，病死率可高达50%以上。因此，对中暑的预防和及时治疗尤为重要。

一、定义

中暑指人体在高温和热辐射的长时间作用下，由于体温调节中枢障碍、汗腺功能衰竭及水、电解质丧失过多，而引起的以中枢神经系统和/或心血管系统功能障碍为主要表现的急性临床综合征，又称急性热致疾病。

二、临床表现

根据中暑的不同程度，其临床表现各异。

1. 先兆中暑　患者出现头痛、头晕、胸闷、心悸、口渴、乏力、多汗、视物模糊、耳鸣、恶心、注意力不集中等症状，体温正常或略高。

2. 轻症中暑　先兆中暑症状加重，出现早期循环功能紊乱，包括面色潮红、烦躁不安、表情淡漠、恶心、呕吐、大汗淋漓、皮肤湿冷、脉搏细数、血压偏低、心率加快，体温轻度升高。

3. 重症中暑　同时可出现高热、痉挛、惊厥、休克、昏迷等症状。

（1）热痉挛：以活动较多的四肢、腹部和背部肌肉痉挛及收缩性疼痛为主要表现，尤以腓肠肌痛为特征，常呈对称性和阵发性，也可出现肠痉挛性剧痛。患者意识清楚，体温一般正常。

（2）热衰竭：头晕、头痛、恶心、呕吐等症状加重，面色苍白、皮肤湿冷、大汗淋漓、呼吸增快、脉搏细数、心律失常、晕厥、肌痉挛、血压下降甚至休克，但中枢神经系统损害不明显。

（3）热射病：是最严重的类型。患者在上述早期症状的基础上，出现高热、无汗、意识障碍三联征的典型表现，体温高达40～42℃甚至更高。可有皮肤干燥、灼热、谵妄、昏迷、抽搐、呼吸急促、心动过速、瞳孔缩小、脑膜刺激征等表现，严重者出现休克、心力衰竭、脑水肿、肺水肿、急性呼吸窘迫综合征、肾衰竭、急性重症肺炎、弥散性血管内凝血、多器官功能衰竭。

三、治疗原则

1. 先兆及轻症中暑　立即将患者转移至阴凉、通风环境，口服淡盐水或含盐清凉饮料，休息后即可恢复。存在循环功能紊乱或循环衰竭倾向者，除上述措施外，可经静脉补充5%葡萄糖盐水，注意滴速勿过快，并加强观察，直至恢复。

2. 重症中暑

（1）通气治疗：鼻导管或面罩持续低流量吸氧，保持呼吸道通畅，及时清除呼吸道分泌物及异物，防止窒息。必要时行气管插管或气管切开接呼吸机辅助通气。

（2）输液治疗：迅速建立静脉通路，按医嘱予5%葡萄糖盐水静脉滴注，注意滴速勿过快以免引起肺水肿等危重情况。年老体弱者中暑时，由于心脏储备能力较低，静脉补液不可过多过快，以防止心力衰竭。

（3）降温：体温降到约39℃时应停止降温。患者出现抽搐、昏迷及其他器官功能障碍也需要救治。需要注意的是，中暑患者往往需收治于重症监护室。①环境降温。将患者安置于20～25℃的病室内，助其体温尽快恢复正常。②体外降温。可采用冰帽、冰袋放置于患者头部或者腋下，全身降温可使用冰毯，在降温过程中用力按摩患者四肢及躯干，以防止周围血管收缩及血液淤滞，并可促进血液循环、加速散热，浸浴10～15分钟即抬出水面，测肛温1次，如温度降至38℃左右即停止浸浴。③药物降温。与物理降温同时进行，药物降温可防止肌肉震颤，减少机体分解代谢，从而减少机体产热，扩张周围血管以利于散热。氯丙嗪：25～50mg加4℃的葡萄糖盐水50ml静脉滴注，输注时间小于2小时，具有调节体温中枢、扩张血管、松弛肌肉、降低氧耗的作用，但低血压者禁用。地塞米松：10～20mg静脉注射，能改善机体反应性且有助于降温，预防脑水肿。人工冬眠合剂：氯丙嗪8mg＋异丙嗪8mg＋哌替啶25mg静脉用药，1小时无反应，可重复应用1次，注意观察血压、呼吸变化。

（4）对症处理：热痉挛患者主要为钠丢失过多所致，故重点为补钠，痉挛严重时可采用10%葡萄糖酸钙10～20ml静脉注射。准备好抢救用物，惊厥者遵医嘱采用地西泮静脉注射或肌内注射。

四、护理诊断

1. 体液不足（脱水）　与血容量不足有关。
2. 疼痛（肌肉疼痛）　与钠、氯不足肌肉痉挛有关。
3. 体温过高　与产热过多或体温调节失调有关。
4. 急性意识障碍（昏迷）　与中暑引起头部温度过高有关。

五、护理措施

（1）病情观察：生命体征、意识状态、体温变化。

1）热衰竭：血压、心率、尿量。

2）热痉挛：疼痛情况。

3）热射病：体温、意识改变。

（2）症状护理：疼痛、高热、昏迷、惊厥。

1）双下肢腓肠肌发作痉挛时，协助患者按摩局部以减轻疼痛。

2）高热者可在大血管处放置冰袋，可用冰水或酒精全身擦浴，同时按摩四肢、躯干皮肤，防止皮肤血管收缩血流淤滞，使血管扩张促进散热。同时使用药物降温时注意观察该药副作用，每15分钟测温1次。热射病物理降温时暂停降温的肛温是38℃。

3）昏迷者按昏迷护理常规进行，如头偏向一侧、吸痰、翻身、拍背保持呼吸道通畅，做好口腔、皮肤清洁，预防感染。

4）惊厥者遵医嘱用地西泮静脉或肌内注射，使用开口器以防舌被咬伤。

（3）保持室温20～25℃，通风良好，病床下可放置冰块。

（4）注意补液速度，以免发生心力衰竭。

六、健康宣教

（1）加强防暑降温知识的宣传，外出戴防晒帽。对高温气候耐受差的老人、产妇、体弱病者更应做好防暑，出现中暑症状应及时治疗。

（2）高温作业工人、夏季田间劳动的农民，每天补充含盐0.3%的饮料。

第三十二节　烧伤患者的护理

烧伤是一种常见的创伤形式，它是仅次于交通事故、跌倒和人际暴力的第四大常见意外性伤害，约90%发生于低收入或中等收入国家。世界卫生组织统计，全世界每年约有1100万人遭受烧伤，死亡人数高达18万人。

一、定义

烧伤又称灼伤、烫伤，泛指机体接触高温、电流、强辐射或者腐蚀性物质所发生的损伤，烧伤程度因温度的高低、作用时间的长短而不同。局部变化可分为4度。

二、临床表现

轻度烧伤的面积较小，一般无全身表现，仅有局部皮肤潮红、肿胀，剧烈灼痛，或有水疱。重度烧伤患者伤后48小时内易发生低血容量性休克，主要表现为口渴、脉搏细速、血压下降、皮肤湿冷、尿量减少、烦躁不安等。

1. Ⅰ度烧伤（红斑性烧伤）　表面呈红斑状，干燥无渗出，有烧灼感，3～7天痊愈，短期内可有色素沉着。

2. 浅Ⅱ度烧伤（水疱性烧伤）　局部红肿明显，有薄壁大水疱形成，水疱内含有黄色澄清液体，水疱壁剥落后创面红润、潮湿、有明显疼痛感。如无感染或二次损伤1～2周即可痊愈，通常无瘢痕，多数会出现色素沉着。

3. 深Ⅱ度烧伤（水疱性烧伤）　可有水疱，剥去水疱外皮后可见创面湿润、红白相间，有痛感但较迟钝。如无后续感染或损伤，2～4周可愈合，形成瘢痕。

4. Ⅲ度烧伤（焦痂烧伤）　创面无水疱，皮损处呈蜡白或焦黄色，甚至炭化，无痛感。损伤处温度较低，皮层凝固性坏死后形成焦痂、皮革感，痂下可见树枝状栓塞血管，通常需要植皮才可愈合，愈合后有瘢痕，常形成畸形，难以自愈。

三、治疗原则

发生烧伤→立即脱离热源，迅速用洁净冷水或冰水冲洗，浸泡或冷敷烫伤部位30～60分钟→正确处理创面→遵医嘱用药→保持呼吸道通畅→妥善转运。

四、护理诊断

1. 自我形象紊乱　与伤前的自我形象比较、与同伴的比较、烧伤治疗护理办法的特殊性有关。

2. 体液不足　与丢失过多、摄入不足、缺乏经口服补充丢失液的知识有关。

3. 营养失调低于机体需要量　与烧伤后机体代谢率增高、疼痛致食欲减退、营养知识缺乏等有关。

4. 潜在并发症压疮　与烧伤面积、深度、部位，全身营养状况差，局部组织受压过久，皮肤不良刺激（如大小便、汗液、脓液污染皮肤），长期卧床有关。

5. 潜在并发症感染　与烧伤创面暴露、污染，创面处理不当，治疗护理的侵入性操作（如静脉留置针、留置尿管）有关。

五、护理措施

（1）耐心做好心理护理，使患者面对现实，正确认识自己。保持床单位的整洁、美观，及时更换渗湿的敷料。

（2）取头低足高位，以保证头部、胸部血液供应。伤后48小时内观察每小时尿量、颜色、比重，认真做好记录，并根据尿量调节输液速度。观察有无表情淡漠、烦躁、意识模糊，观察皮肤色泽及肢体温度。受伤48小时后逐渐增加营养，进食高蛋白、高热量、高维生素、易消化的食物，提高机体免疫力，增强抗病能力。

（3）向患者讲述引起压疮的危险因素，根据患者烧伤面积、深度及部位选择适宜的病床，定时翻身，鼓励患者早期下床活动。

（4）保持环境清洁，室内定时通风、消毒，保持湿度在50%～60%，温度在28～32℃。做好基础护理，限制探视人数，减少外源性感染源。

六、健康宣教

遵循"一冲、二脱、三泡、四盖、五送"原则。

（1）迅速将烫伤部位浸泡在冷水中或用流动水冲洗伤口30分钟。

（2）在水中小心除去衣物，以快速降低皮肤表面的温度。

（3）用冷水浸泡30分钟。

（4）覆盖消毒或干净的布巾。

（5）尽快送就近医院诊治。

第三十三节　淹溺患者的护理

淹溺为一种于液态介质中而导致呼吸障碍的过程。世界卫生组织统计，全球每年约372 000人死于淹溺。据不完全统计，我国每年约有57 000人因淹溺死亡。因此，预防淹溺及淹溺后的抢救尤为重要。

一、定义

淹溺指人淹没于水或者其他液体中，由于液体充塞呼吸道及肺泡或反射性引起喉痉挛发生窒息或缺氧，并处于临床死亡状态。

二、分类

根据发生水域不同，淹溺可分为淡水淹溺和海水淹溺。

1. 淡水淹溺　一般江、河、湖、池中的水渗透压低，属于淡水。当人体大量吸入淡水后，低渗性液体经肺组织迅速渗入肺毛细血管而进入血液循环，血容量剧增可引起肺水肿和心力衰竭。低渗性液体使红细胞肿胀、破裂，发生溶血，随着红细胞破裂大量钾离子和血红蛋白释放入血，造成高钾血症和血红蛋白血症。过量的血红蛋白堵塞肾小管引起急性肾衰竭。高钾血症可使心搏骤停。淡水进入血液循环稀释血液，还可出现低钠血症、低氯血症和低蛋白血症。

2. *海水淹溺*　海水内含有3.5%氯化钠和大量钙盐、镁盐，为高渗性液体，吸入肺泡后，其高渗压使血管内液体或血浆大量进入肺泡，引起急性肺水肿。约75%病例有明显混合性酸中毒，几乎所有患者都有不同程度低氧血症，最终导致心力衰竭而死亡。由于体液从血管内进入肺泡，可出现血液浓缩、血容量降低、低蛋白血症、高钠血症。海水淹溺可引起高钙血症和高镁血症。高钙血症可使心率减慢、心律失常、传导阻滞，甚至心搏骤停。高镁血症可抑制中枢和周围神经、扩张血管和降低血压。

三、临床表现

淹溺患者表现神志丧失、呼吸停止及大动脉搏动消失，处于临床死亡状态。淹溺患者临床表现个体差异较大，与溺水持续时间长短、吸入水量多少、吸入水的性质及器官损害范围有关。

1. *症状*　淹溺者可有头痛或视觉障碍、剧烈咳嗽、胸痛、呼吸困难、咳粉红色泡沫样痰。溺入海水者口渴感明显，最初数小时可有寒战、发热。

2. *体征*　皮肤发绀，颜面肿胀，球结膜充血，口鼻充满泡沫或泥污。常出现烦躁不安、抽搐、昏睡、昏迷和肌张力增加。呼吸表浅、急促或停止。肺部可闻及干、湿啰音，偶有哮鸣音，心律失常，心音微弱或消失。腹部膨隆、四肢厥冷。有时可出现头颈部损伤。

四、治疗原则

治疗原则为迅速将淹溺者救离出水，立即恢复有效通气，实施心肺复苏，根据病情对症处理。

1. *现场救护*

（1）迅速将淹溺者救出水面。

（2）保持呼吸道通畅：立即清除口鼻中的污泥、杂草，有义齿者取出义齿，并将舌拉出。牙关紧闭者，可先捏住两侧颊肌然后再用力将口启开，松解领口和紧裹的内衣、胸罩和腰带，确保呼吸道通畅。

（3）倒水处理：可选用下列方法迅速倒出淹溺者呼吸道和胃内积水。①膝顶法：急救者取半蹲位，一腿跪地，另一腿屈膝，将淹溺者腹部横置于救护者屈膝的大腿上，使头部下垂，并用手按压其背部，使呼吸道及消化道内的水倒出。

②肩顶法：急救者抱住淹溺者的双腿，将其腹部放在急救者的肩部，使淹溺者头胸下垂，急救者快步奔跑，使积水倒出。③抱腹法：急救者从淹溺者背后双手抱住其腰腹部，使淹溺者背部在上，头胸部下垂，摇晃淹溺者，以利倒水。应注意，勿倒水时间过长，以免影响心肺复苏的进行；倒水时注意使淹溺者头胸部保持下垂位置，以利于积水流出。

（4）心肺复苏：如呼吸心搏骤停，应迅速进行心肺复苏。

（5）迅速转送医院，途中不中断救护。

2. 医院内救护

（1）迅速将淹溺者安置于抢救室内，换下湿衣裤，注意保暖。

（2）维持呼吸功能：给予高流量吸氧，对行人工呼吸无效者应行气管内插管予正压给氧，同时将40%～50%乙醇置于湿化瓶内，可促进塌陷的肺泡复张、改善气体交换、纠正缺氧和迅速改善肺水肿。必要时给予气管切开，机械通气辅助呼吸。

（3）维持循环功能：淹溺者心跳恢复后，常有血压不稳定或低血压状态，应注意监测有无低血容量，掌握输液的量和速度，有条件者行中心静脉压（CVP）监测，结合CVP、动脉压和尿量，分析、指导输液治疗。

（4）对症处理。①纠正低血容量：对淡水淹溺而血液稀释者，静脉滴注3%氯化钠溶液500ml，必要时可重复一次。对海水淹溺者，可予5%葡萄糖溶液或低分子右旋糖酐。②防治脑水肿：使用大剂量糖皮质激素和脱水剂防治脑水肿。③防治肺部感染：应给予抗生素预防或治疗。除进行常规抢救外，应尽早实施经支气管镜肺泡灌洗。④防治急性肾衰竭。⑤纠正水电解质紊乱和酸碱平衡失调。

五、护理措施

（1）复温护理：对于淹溺者，水温越低，人体的代谢需要越小，生存机会越大。某些淹溺者在冷水中心搏骤停30分钟后仍可复苏。但低温亦是淹溺者死亡的常见原因，在冷水中超过1小时复苏很难成功，特别是海水淹溺者。因此，及时复温对淹溺者的预后非常重要。淹溺者心搏呼吸恢复以后，应脱去湿冷的衣物，以干爽的毛毯包裹全身予以复温。其他复温方法尚有热水浴法、温热林格液灌肠法等。注意复温时速度不能过快。

（2）输液护理：对淡水淹溺者应严格控制输液速度，从小剂量、低速度开始，避免短时间内大量液体输入，加重血液稀释程度。对海水淹溺者出现血液浓缩症状的应及时给予5%葡萄糖和血浆等输注，切忌输注生理盐水。

（3）严密观察病情变化，监测淹溺者生命体征，准确记录出入量。

（4）保持呼吸道通畅：清理呼吸道、促进有效排痰；有气管插管者，做好气道管路和皮肤护理，预防各种并发症。

（5）若病情变化，立即通知医师，随时做好抢救物品及药品的准备，并记录抢救过程。

（6）做好心理护理：消除淹溺者的焦虑与恐惧心理，并解释治疗措施及目的，使其能积极配合治疗，同时做好其家属的思想工作，使淹溺者消除自杀念头。

六、健康宣教

（1）休息与活动：病情不重者可适当活动，但水肿严重时需卧床休息，病情缓解后可参加正常活动，适当体育锻炼，避免劳累。

（2）饮食：进高蛋白、富含纤维素、能量比较高、易于消化的饮食，避免辛辣及刺激性食物，避免酗酒、吸烟等。

（3）对症处理：出现水肿者，注意保暖，用热水袋局部热敷，并可轻轻按摩患处；水肿严重者，遵医嘱使用消炎镇痛药物以缓解疼痛。

（4）防止再次溺水的发生。

第三十四节　电击伤患者的护理

电击伤是一种较为常见的意外伤害，其发生率因地区、职业、年龄等因素而异，电击受伤就诊时病况急、重、危、难。因此，电击伤现场急救是患者能否存活的关键性因素，做好电击伤患者各时期急救医治与护理，对患者维持一个优良的心态、加速恢复、提高生活质量具有相当关键的作用。

一、定义

电击伤俗称触电，指电流或电能量通过人体所造成的组织损伤或器官功能障碍，重者发生呼吸停止和心搏骤停。

二、临床表现

1. 全身表现

（1）轻者：痛性肌肉收缩、惊恐、面色苍白、头痛、头晕、心悸。

（2）重者：意识丧失、休克、心搏骤停。电击后常出现严重的室性心律失常、肺水肿、胃肠道出血、凝血功能障碍、急性肾损伤等。

2. 局部表现

（1）低压电所致损伤：电流进入点和流出点创面小，呈椭圆形或圆形，焦黄色或灰白色，干燥、边缘整齐，与正常皮肤分界清楚，一般不伤及内脏，致残率低。

（2）高压电所致损伤：电流进出部位，皮肤入口灼伤比出口严重，入口和出口可能都不只一处，烧伤部位焦化或炭化。触电肢体因屈肌收缩关节而处于屈曲位，在肘关节、腋下、腘窝及腹股沟部位。电击创面的最突出特点为皮肤创面很小，而皮肤下深度组织的损伤广泛。

（3）口腔电击伤：儿童多见，可以出现延迟性出血，发生在损伤5天或者更长时间。

（4）闪电所致损伤：出现微红的树枝样或者细条样条纹；主要是由电流沿着或穿过皮肤导致的Ⅰ度或Ⅱ度烧伤；佩戴戒指、手表、项链或腰带处可见较深的烧伤，多半伤者有鼓膜受损、视力障碍等。孕妇容易导致流产或胎儿死亡。

（5）其他损伤：可以引起血管栓塞、坏死；胸壁损伤可以达到肋骨及肋间肌并发气胸；腹壁损伤可导致内脏坏死或空腔脏器坏死、穿孔；触电肌群强直性肌肉收缩可导致骨折或者关节脱位。

三、治疗原则

现场急救的原则：迅速、就地、准确、坚持。

1. 迅速　要动作迅速，切不可惊慌失措，要争分夺秒、千方百计地使触电者脱离电源，并将触电者移到安全的地方。

2. 就地　要争取时间，在现场（安全地方）就地抢救触电者。

3. 准确　抢救的方法和施行的动作姿势要正确。

4. 坚持 急救必须坚持到底，直至医务人员判定触电者已经死亡再无法抢救时，才能停止抢救。

四、护理措施

（1）迅速切断电源。

（2）电击伤轻者需卧床休息，观察病情变化，遵医嘱给予对症支持治疗。

（3）电击伤严重者，保持呼吸道通畅：①心搏骤停或呼吸骤停者，分别给予胸外心脏按压或人工呼吸、气管插管等。②昏迷者按昏迷护理常规护理。

（4）建立静脉通路，抽血查心肌酶，遵医嘱给药。

（5）吸氧，心电监护。

（6）配合医师，局部创面清创。

五、健康宣教

（1）损坏的开关、插销、电线等应赶快修理或更换，不能将就使用。

（2）不懂电气技术和一知半解的人，对电气设备不要乱拆、乱装，更不要乱接电线。

（3）灯头用的软线不要东拉西扯，灯头距地不要太低，扯灯照明时不要往铁线上搭。

（4）电灯开关最好用拉线开关，尤其是土地潮湿的房间里，不要用床头开关和灯头开关。

（5）屋内电线太乱或发生问题时，不能私自处理，一定要找电气承装部门或电工来改修。

（6）拉铁丝搭东西时，千万不要碰附近的电线。

（7）做好安全教育，宣传自我保护意识，熟悉安全抢救方法。

（8）严格按照用电操作规程作业。

（9）避免医源性电击伤，如除颤仪、起搏器、监护仪的使用等。

（10）防止雷电击伤，雨天不在树下避雨、不在高压电下停留。

第三章　常见急诊操作技术规范

第一节　心电图机的使用

一、目的

（1）记录心脏搏动的电位变化，以判断心脏的状态。

（2）用于心律失常、心肌梗死、心绞痛等心脏疾病的诊断依据。

（3）用于电解质紊乱、药物不良反应的判断依据。

二、用物准备

心电图机、心电图机记录纸、酒精棉球、纱布或卫生纸。

三、评估

（1）患者的床号、姓名、神志、病情、合作程度等。

（2）患者双腕部、双踝部及前胸皮肤有无损伤。

（3）病室环境、温度适宜、安全整洁。

四、操作步骤及注意事项

操作步骤	注意事项
六步洗手法洗手、戴口罩、着装规范	
检查心电图机是否完好且处于备用状态，携用物至患者床旁	
心电图机连接电源	
屏风遮挡、请离家属，保护患者隐私；协助患者舒适体位，暴露双腕部、双踝部及前胸皮肤	
予双腕部、双踝部及前胸皮肤酒精棉球擦拭，连接肢体导联线	左手LA；右手RA；左足LL；右足RL；胸部导联：V_1胸骨右缘第4肋间；V_2胸骨左缘第4肋间；V_3：V_2与V_4连线中点；V_4：左锁骨中线与第5肋间交点；V_5：左腋前线与V_4平行处；V_6：左腋中线与V_4平行处
打开心电图机开关，待波形稳定后，分别记录各导联心电图	
移去各导联线	
协助患者穿好衣物，摆好舒适体位，移去屏风	
整理导联线放置整齐，消毒备用；将心电图机放回原地充电	
六步洗手法洗手，签字记录	

第二节　简易呼吸器的使用

一、目的

（1）辅助通气，改善缺氧症状。
（2）增加或辅助患者的自主通气。

（3）改善患者气体交换功能。

（4）为临床抢救争取时间。

二、用物准备

简易呼吸器（面罩、单向阀、球体、储气囊、氧气导管）、氧源、口咽通气道、纱布、医用手套。

三、评估

（1）患者有无自主呼吸、呼吸道是否通畅、有无活动性义齿。

（2）抢救环境是否安全。

四、操作步骤及注意事项

操作步骤	注意事项
正确连接并检查简易呼吸器各部分是否连接好，处于备用状态	
携简易呼吸器至患者床旁	
快速清理患者上呼吸道分泌物，取出活动性义齿	
将患者仰卧、去枕、松解衣领、使头向后仰	
若有舌后坠可插入口咽通气道以保持呼吸道通畅	
位于患者头部后方，采用仰头抬颏法，使气道保持通畅	
将面罩扣住患者口鼻，采用EC手法	左手中指、环指、小指呈E字形托住患者下颏，拇指和示指呈C字形按住面罩的两端，并用拇指和示指紧紧按住，其余手指紧按住下颏
另一只手挤压球体，将气体送入肺中，规律性地挤压球体，提供足够的吸气/呼气时间，频率10～12次/分，注意观察胸廓有无起伏，切勿过度通气	
直至缺氧症状改善或抢救工作停止	
整理床单位及环境，安抚患者情绪	
简易呼吸器用后消毒处理；六步洗手法洗手，签字记录相关时间，书写护理记录	

第三节　除颤仪的使用

一、目的

纠正室性、房性心律失常。

二、用物准备

除颤仪、导电糊、纱布、快速手消毒剂、纸笔、特护记录单、医疗垃圾桶及生活垃圾桶。

三、评估

（1）患者病情状况。
（2）评估患者意识、心电图及是否有室颤波。

四、操作步骤及注意事项

操作步骤	注意事项
检查及调试除颤器，保证除颤仪处于完好备用状态	
患者取平卧位，背部垫硬板	
通过心电监护观察患者心律变化	
打开除颤仪电源，根据心电图变化选择"同步"或"非同步"	
将除颤仪电极板均匀涂抹导电糊	
调节除颤所需能量并开始充电	一般除颤能量选择：单向波360J；双向波150～200J

续　表

操作步骤	注意事项
将一个电极板放置在胸骨右缘锁骨下方，另一个放置在左乳头左下方	
用较大压力尽量使胸壁与电极板密切接触，确保任何人不得接触患者及病床后进行电击	
两次除颤之间应继续进行抢救；遵医嘱给予复苏药物	
复苏结束后，整理用物，将除颤仪擦拭消毒，放回原位充电放置备用	
六步洗手法洗手，签字，书写护理记录	

第四节　心电监护仪的使用

一、目的

（1）监测患者心率、心律的变化，及时识别各种心律失常。

（2）监测患者机体组织缺氧情况。

二、用物准备

治疗车、治疗盘、盐水纱球或酒精棉签、心电监护仪、电极片、纱布、快速手消毒剂、医用垃圾桶及生活垃圾桶、医嘱单。

三、评估

（1）患者病情、意识状态及合作程度；吸氧流量；心前区皮肤情况（有无红肿、破溃、多毛、多汗等）；指/趾甲及末梢情况。

（2）病室环境。

四、操作步骤及注意事项

操作步骤	注意事项
检查心电监护仪是否处于完好备用状态	
备齐所需物品，携用物至患者床旁	
核对患者信息	
向患者及家属解释操作目的，取得其配合	
连接电源，打开心电监护仪开关，根据需要选择导联、波形、报警界限及报警音量等	
关闭门窗、拉上窗帘遮挡	保护患者隐私
再次核对患者信息	
协助患者取仰卧位，合理暴露胸部，清洁局部皮肤	
将电极片连接至监护导联线，贴于患者胸部正确位置	右上：右锁骨中线第2肋间；左上：左锁骨中线第2肋间；左下：左腋中线第5肋间
协助患者整理上衣，盖好被子	
清洁患者皮肤或足趾皮肤及趾甲，将血氧饱和度传感器正确安放于患者指/趾	
协助患者取舒适卧位，交代注意事项	
再次核对患者，垃圾分类处理；六步洗手法洗手，书写护理记录	

第五节　呼吸机的使用

一、目的

维持人工呼吸，以达到换气、给氧或药物治疗的效果。

二、用物准备

呼吸机、听诊器、灭菌注射用水、膜肺等。

三、评估

（1）患者的病情、意识状态及合作程度。

（2）检查气管导管的型号与插管深度及固定情况、听诊双肺呼吸音、测量气囊压力。

四、操作步骤及注意事项

操作步骤	注意事项
连接电源、呼吸机管路、膜肺，并进行测试	
确认呼吸机功能正常后，将呼吸机推至患者床旁	
呼吸机连接电源、供氧及供气管道	
湿化瓶内加入无菌蒸馏水，打开湿化瓶开关	
遵医嘱调节呼吸机	打开总开关；选择通气方式；调节各项预置参数；打开报警系统
检查呼吸机性能及运转情况	
将呼吸机与患者气道紧密连接	
观察呼吸机运转情况；患者两侧胸壁运动是否对称；患者两侧呼吸音是否一致；机器与患者呼吸是否同步	
根据医嘱调节各种参数	
呼吸机使用后常规测气管插管或气切套管的气囊压力	
随时评估呼吸机的使用条件	
整理床单位，取合适体位，若无禁忌将床头抬高30°～45°，拉好床档	
定期更换呼吸机管路	
维持呼吸机清洁状态	
六步洗手法洗手，书写护理记录	

第六节　高流量吸氧操作

一、目的

提供高浓度的氧气，以改善患者的氧合状态。

二、用物准备

备齐主机、水罐、呼吸管路、鼻塞导管支架和灭菌水。

三、评估

（1）一般情况：患者疾病诊断、症状、体征，生命体征、年龄、意识状态、体重、活动度、心理状态、合作程度，以及对高流量治疗的目的、配合方法和注意事项的认可。

（2）管路情况：保证高流量管路是否通畅、氧源是否充足等。

四、操作步骤及注意事项

操作步骤	注意事项
安装水罐：压下护手板，将水罐滑入主机；水罐进出气口与主机端口对齐，听到"咔嚓"声代表完全卡入	确保使用前机器已消毒。开机后消毒指示灯为绿色表示已消毒，为黄色表示未消毒
连接湿化水。将进水管针头插入灭菌水瓶口，悬挂灭菌水。灭菌水流入水罐，氧气流量越大，灭菌水消耗越快	
连接呼吸管路，将呼吸管路连接头插入主机，推下锁卡锁住连接头	
连接患者界面	

续　表

操作步骤	注意事项
连接氧源，将氧源管连接到治疗仪的氧气口，确保连接紧密	
开机预热：长按开关键3秒开机；旋转圆圈变为"√"后开机完成，就绪后为患者佩戴	治疗前先打开治疗仪，再接氧气。治疗结束后先关氧气，再关治疗仪。治疗仪停止工作时必须关闭氧气。高流量氧疗仪不要接除氧气外的其他气体
自检：分离呼吸管路机器出现报警声，连接管路后，机器正常工作即可使用。如分离管路后未出现声音报警，机器不可使用	·鼻塞导管要塞入鼻孔，但不要完全堵住，保持有效的正压即可 ·管路中的冷凝水可以倒回水罐中 ·患者取半卧位，建议床头抬高＞20°，鼻塞导管型号小于鼻孔内径50%。张口呼吸的患者嘱咐在应用高流量吸氧期间闭口呼吸
设置参数 第一，温度设置 ·按▷可依次查看当前设置温度、流量和氧浓度。如需更改参数，需解锁 ·按▷键按至温度界面，同时按上下键。持续3秒，温度数字闪烁后按上、下键可调节温度，最后按▷键确认。温度一共有3档，分别为31℃、34℃和37℃。经鼻给氧一般设为31℃或34℃ 第二，氧流量设置 按▷键按至流量界面，同时按上下键持续3秒，氧流量数字闪烁后按上、下键可调节氧流量，最后按▷键确认。氧流量的设置范围为10～60L/min 第三，氧浓度设置 调节设备带上的浮标式氧气流量表，以调节氧浓度，显示的氧浓度会随着浮标的调节而变化。氧浓度设置范围为21%～100%。当浓度超过95%时读数变红，机器会报警	·停机指征：吸气流量＜20L/min，且氧浓度＜30%即可停机 ·治疗结束后，先摘下患者界面，再关闭氧气流量表，等待氧浓度降至21%时关机，最后撤除氧源 ·消毒：将消毒管连接治疗仪接口和水罐左侧接口，用过滤器堵塞右侧接口。按开关键3秒启动消毒程序，屏幕圆圈光标闪动，系统进入校准检查约2分钟。校准完成后自动开始55分钟倒计时消毒。机器表面用75%酒精或0.1%含氯消毒剂擦拭 ·当仪器提示更换滤片时，表示其积尘严重，需要更换新的过滤片，建议3个月或1000小时更换一次

五、健康宣教

1. 体位　使用前应告知患者治疗目的和注意事项，取得患者配合，建议治疗时采取半卧位。

2. 固定　经鼻高流量湿化氧疗的加热导丝单回路管路近鼻塞端可使用专用夹子固定在患者衣服或被子等处，以避免患者体位改变时鼻塞的牵拉移位，专用鼻塞使用可调节的弹性固定带固定，使鼻塞妥善固定在位。固定带松紧应适度，过紧易压迫损伤皮肤，过松易导致鼻塞移位影响疗效。

3. 闭口呼吸　张口呼吸会导致气道内正压下降，影响治疗效果，应嘱患者尽量闭口呼吸。

第七节　心肺复苏操作

一、目的

以徒手操作来恢复猝死患者的自主循环、自主呼吸和意识，抢救发生突然、意外死亡的患者。

二、准备

简易呼吸器、胸外按压板、吸氧管、手消毒液、手电筒、特护记录单。

三、操作步骤及注意事项

操作步骤	注意事项
评估轻拍患者双肩，高声问："你怎么了？"呼叫医师，计时	如认识可直呼姓名
复苏体位去枕，患者仰卧于硬木板或地上，双手放于躯干两侧	

续　表

操作步骤	注意事项
判断患者颈动脉	判断方法：可用示指及中指指尖先触及气管正中部位，然后向旁滑移2～3cm，在胸锁乳突肌内侧轻轻触摸颈动脉搏动（时间＜10秒）
心肺复苏（CPR） ·按压时力量垂直作用于胸骨 ·按压部位：标准体型者，在胸骨下半部，两乳头连线中点 ·按压方法：双手掌根重叠，手指不触及胸壁，肩、手臂与胸骨垂直 ·按压深度：胸骨下陷5～6cm ·按压频率：100～120次/分（保证每次按压后胸廓回弹） ·按压与放松比例适当：1:1（放松时手不能离开胸壁） 打开气道仰头抬颏 将简易呼吸器面罩用EC手法，紧紧扣住口鼻部，挤压气囊2次 行5个周期的CPR后，检查颈动脉搏动；如无搏动继续行CPR，如此反复进行，直到呼吸、心搏恢复 整理用物 六步洗手法洗手，记录	按压快速、用力；尽可能减少胸外按压的中断；正确按压；尽可能不挪动患者，每次通气可见胸廓起伏，历时1秒以上，转运患者的途中不要停止CPR

四、健康宣教

告知家属耐心等待，等候医师告知相关信息。

第八节　口腔护理操作

一、目的

（1）改善口腔气味。

（2）增加食欲。

（3）避免口腔感染。

二、用物准备

治疗车、治疗盘、治疗包、治疗巾、纱球、压舌板、生理盐水、水杯、吸水管、手电筒、液状石蜡、棉签、快速手消毒剂、医疗垃圾桶及生活垃圾桶。昏迷患者备开口器、舌钳。

三、评估

（1）患者神志、病情、合作程度、口唇及口腔情况、有无活动性义齿、有无胃管。

（2）病室环境安全整洁，宽敞明亮。

四、操作步骤及注意事项

操作步骤	注意事项
六步洗手法洗手，戴口罩	
准备用物，检查各物品包装、有效期、批号、药液性质。治疗盘上打开治疗包，持物钳、纱球及止血钳在碗内，压舌板在盘内，治疗巾放于盘上。各物品准备完毕后，将治疗包上边部分翻折回即可；准备完毕后携用物至患者床旁	
核对床号、姓名，向患者解释口腔护理的目的、方法及配合要点、注意事项；询问患者是否有排尿或排便需求；协助患者采取适当体位	床头抬高30°
将患者头部偏向右侧，取出治疗巾铺在胸前（燕尾式），放置弯盘（弯钳及压舌板妥善放置），协助患者漱口，水杯放于床头桌上	
清点纱球，报数→擦口唇→使用手电筒及压舌板观察患者口腔情况→用压舌板撑开患者颊部，开始擦拭两颊（先对侧后近侧）→嘱患者咬牙，擦拭牙齿外侧面由上至下，由磨牙到中切牙（先对侧后近侧）→嘱患者张开嘴，擦拭内侧及咬合面（先对侧后近侧，先上再下）→擦拭上腭，不触及软腭→舌面→舌下→漱口→手电观察→擦口唇	漱口完毕水杯及吸管放置车下
再次清点弯盘内纱球数目，报数→治疗巾擦嘴→口唇涂抹液状石蜡	

续 表

操作步骤	注意事项
将用过的物品放置于车下，协助患者取舒适体位；放置呼叫器于患者可及处	
垃圾分类，处理用物；六步洗手法洗手，签字书写护理记录	

五、健康宣教

（1）如何用药物进行口腔护理，向患者及家属介绍物品作用。

（2）告知患者如有不适及时告诉护士。

第九节 吸 痰 操 作

一、目的

主要包括：①保持患者呼吸道通畅，保证有效通气。②促进呼吸功能，改善肺通气。③清除上呼吸道分泌物。④预防肺部并发症。

二、用物准备

中心吸引装置或负压吸引器、一次性吸痰管（含无菌手套）、吸引瓶、氧气装置、听诊器、生理盐水、医用垃圾桶及生活垃圾桶。

三、评估

（1）患者主诉。

（2）生命体征。

（3）是否需要吸痰。

四、操作步骤及注意事项

操作步骤	注意事项
六步洗手法洗手，戴口罩	
检查吸痰管等无菌物品有效期	
检测吸引器负压是否正常	
携用物至患者床旁，协助患者取适宜卧位；向患者及家属解释吸痰目的及过程	
吸痰前给予纯氧或提高氧流量1～2分钟	
打开吸痰管外包装，手套戴于操作手，再用另一只手取吸引头与吸痰管连接	
暂闭负压，将吸痰管插至气道或人工气道远端	
打开负压，拇指和示指旋转上提吸痰管	吸痰管在吸痰管内时间不得超过15秒，连续吸引总时间最好不超过3分钟
吸痰过程中，密切观察心电变化及缺氧表现，一旦出现心律失常或血氧饱和度＜90%应立即停止吸痰，待生命体征恢复后再继续操作	
更换吸痰管，分别抽吸口、咽部和鼻腔分泌物	
抽吸完毕，待血氧饱和度回升至98%以上时，再将氧浓度或氧流量调回原值	
用脱下的手套将吸痰管包裹，丢入医用垃圾袋内	
保护吸引器头，关闭负压	
协助患者取舒适体位，整理用物	
六步洗手法洗手，书写护理记录	

第十节 鼻 饲 法

一、目的

对不能经口进食者（如昏迷、消化道疾病、颅脑外伤患者）或拒绝进食者（如精神病患者）通过导管供给营养丰富的流质饮食，以保证患者摄入所需的营养物质、水分和药物，以维持患者营养和治疗的需要。

二、用物准备

治疗车、治疗巾、鼻饲管、注射器、液状石蜡、纱布、弯盘、棉签别针、胶布、压舌板、手套、听诊器、温开水、鼻饲饮食、快速手消毒剂。

三、评估

（1）患者年龄、病情、意识状态、自理能力及合作程度。
（2）患者鼻腔黏膜有无肿胀、鼻中隔有无偏曲等情况。
（3）病室环境安全整洁。

四、操作步骤及注意事项

操作步骤	注意事项
插管	
六步洗手法洗手，戴口罩，准备用物	
携用物至患者床旁，核对患者的床号、姓名，解释操作目的	
协助患者取坐位、半坐位或卧位，颌下铺治疗巾	

续　表

操作步骤	注意事项
清洁患者鼻腔，戴手套	
测量胃管插入长度，用液状石蜡润滑胃管前端	从患者鼻尖至耳垂再至剑突/从患者发际线至剑突
由一侧鼻孔插入14～16cm处，嘱患者低头做吞咽动作直至达到预定长度，在此过程中应密切观察患者反应	
插管结束后检查胃管是否在胃内	连接注射于胃管末端回抽，抽出胃液即可证实/置听诊器于患者胃区，快速经胃管向胃内注入10ml空气，且在胃内能听见气过水声/将胃管末端置于盛水的治疗碗内无气泡逸出
妥善固定胃管，在胃管尾端标识留置时间和深度	
鼻饲	
核对医嘱，检查胃管是否在胃内及患者有无胃潴留，用20ml温开水脉冲式冲洗胃管，注入鼻饲液	每次应适量，每次不超过200ml，温度适宜（38～40℃）
操作过程中注意观察患者反应	
鼻饲完成后再注入20～40ml温开水脉冲式冲洗管腔，正确处理并固定胃管末端，鼻饲后维持原卧位20～30分钟	
拔管	
核对患者床号姓名、解释操作目的	
戴手套，将弯盘置于患者颌下，胃管末端放于弯盘内，撕下胶布，嘱患者深呼吸，一手拿纱布，另一手将胃管在患者呼气时拔出，至咽喉处快速拔出	
为患者清洁鼻腔及面部，协助患者取舒适体位	
垃圾分类，六步洗手法洗手，整理用物，签字，书写护理记录	

五、健康宣教

（1）关注饮食和营养摄入。饮食选择应以易消化、低脂肪、高蛋白为主，避免食用过于刺激或难以消化的食物，以免引起消化不良，饮食应定时、定量，避免过量进食或饥饿导致身体负担过重或营养不良。

（2）保持口腔清洁，进食后清洁口腔，预防感染。

（3）定期更换鼻饲管。

（4）预防管路滑脱或损坏。

第十一节　导　尿　术

男患者导尿术

一、目的

（1）采集尿标本，辅助诊断。

（2）全身麻醉手术排空膀胱，避免术中误伤。

（3）解除尿潴留，减轻患者痛苦。

（4）抢救休克或危重患者时留置尿管，以监测肾功能。

（5）为昏迷、尿失禁患者或会阴损伤患者保持局部清洁、干燥。

（6）为膀胱肿瘤患者进行膀胱内化疗。

二、用物准备

（1）治疗车上层：一次性导尿包（包括初步消毒、再次消毒和导尿用物。初步消毒用物有小方盘、内盛数个消毒液棉球袋、镊子、纱布、手套。再次消毒及导尿用物有手套、孔巾、弯盘、气囊导尿管、内盛4个消毒液棉球袋、镊子2把、自带无菌液体的10ml注射器、润滑油棉球袋、标本瓶、纱布、集尿袋、方盘，外包治疗巾）、快速手消毒剂、一次性垫巾、尿管标识。

（2）治疗车下层：生活垃圾桶、医疗垃圾桶。

三、评估

（1）患者年龄、病情、意识状态、自理能力及合作程度等。

（2）病室环境，安全整洁。

四、操作步骤及注意事项

操作步骤	注意事项
六步洗手法洗手，戴口罩。遵医嘱备齐用物，并检查无菌用品各项指标	
核查床号、姓名，向患者解释操作目的及注意事项	严格执行查对制度
关闭门窗，用屏风遮挡患者。协助患者取仰卧位，双腿屈膝并尽量外展，暴露会阴，弯盘置于会阴处	尊重患者
打开治疗盘中治疗巾的折边，左手戴无菌手套，右手捏起治疗巾的一角，左手从治疗盘中取出放有碘伏棉块的治疗碗，置于患者两腿之间	戴无菌手套方法正确
左手用纱布裹住患者阴茎，将包皮向后推，露出尿道口，向外向后旋转消毒尿道口、龟头及冠状沟数次。取下左手手套连同治疗盘、镊子一并放到治疗车下层	污物放置位置符合要求操作环境整洁
将覆盖在治疗盘上的半幅治疗巾打开。双手戴无菌手套，将孔巾呈燕尾式展开铺于阴部，整理治疗盘内物品。推注尿管水囊，观察水囊隆起，形态完好，抽出液体备用	保护消毒部位的意识强，未跨越无菌区
以润滑剂润滑导尿管前端17～20cm。左手提起患者阴茎，使尿道伸直，腹部成60°，以利导尿管插入	
右手持止血钳将导尿管轻轻插入尿道约20cm，见尿液流出后再插入2～4cm即可	尿管插入方法正确，尿管插入长度符合要求
需做尿培养者，可用无菌培养瓶，采中段尿后盖好瓶盖	
尿管插好后用无菌注射器注入10ml生理盐水固定	
脱手套。若需留置尿管，将导尿管尾端与集尿袋相连接，开放导尿管	脱手套方法正确。操作中避免尿液逆流意识强；固定尿管方法正确

续 表

操作步骤	注意事项
不需要留置尿管者，导尿完毕即可拔出。撤去治疗盘，擦净患者臀部，协助其穿裤子，使患者舒适	动作轻柔，注意遮挡
整理床单，使病室整洁。做好记录，将尿标本贴标签送检。洗手，签字并记录	整理用物不遗漏

五、健康宣教

（1）指导患者在插尿管期间保持管路通畅勿打折。

（2）患者每日饮水量保持在1000ml左右，保持适当尿量。

（3）若不慎污染导尿管必须更换，切不可将拔出的导尿管再插入。

（4）尿管拔除后要多饮水，在最初几次排尿时出现尿痛的刺激症状属于正常的尿路刺激征，多饮水增加排尿次数可以有效缓解。

女患者导尿术

一、目的

（1）采集尿标本，以辅助诊断。

（2）为盆腔内器官手术前、全身麻醉手术前排空膀胱，避免术中误伤。

（3）解除尿潴留，减轻患者痛苦。

（4）抢救休克或危重患者时留置尿管，以监测肾功能。

（5）为昏迷、尿失禁患者或会阴损伤患者保持局部清洁、干燥。

（6）为膀胱肿瘤患者进行膀胱内化疗。

二、用物准备

（1）治疗车上层：一次性导尿包（包括初步消毒、再次消毒和导尿用物。初步消毒用物有小方盘、内盛数个消毒液棉球袋、镊子、纱布、手套。再次消毒及导尿用物有手套、孔巾、弯盘、气囊导尿管、内盛4个消毒液棉球袋、镊子2把、自带无菌液体的10ml注射器、润滑油棉球袋、标本瓶、纱布、集尿袋、方盘,外包治疗巾)、快速手消毒剂、一次性垫巾、尿管标识。

（2）治疗车下层：生活垃圾桶、医疗垃圾桶。

三、评估

（1）患者年龄、病情、意识状态、自理能力及合作程度等。

（2）病室环境,安全整洁。

四、操作步骤及注意事项

操作步骤	注意事项
六步洗手法洗手,戴口罩。遵医嘱备齐用物,并检查无菌用品各项指标	
核查床号,姓名,向患者解释操作目的及注意事项	严格执行查对制度
关闭门窗,用屏风遮挡患者。协助患者取仰卧位,双腿屈膝并尽量外展,暴露会阴,弯盘置于会阴处	尊重患者
打开治疗车中治疗巾的折边,左手戴无菌手套,右手捏起治疗巾的一角,左手从治疗盘中取出放有碘伏棉块的治疗碗,置于患者两腿之间	戴无菌手套方法正确
用左手拇指、示指分开小阴唇并固定,右手持镊子挟取棉块自上而下消毒小阴唇及尿道口。每消毒一个部位更换一块消毒棉,最后一个棉块消毒尿道口、阴道口至肛门。取下左手手套连同治疗盘、镊子一并放到治疗车下层	污物放置位置符合要求操作环境整洁
将导尿包置于患者两腿之间,使治疗巾开口朝向床尾。请能自理的患者双脚用力踩住床垫,抬高臀部,将打开的治疗巾上半幅垫于患者臀下;不能自理的患者由护士帮忙抬高臀部	保护消毒部位的意识强,未跨越无菌区
双手戴无菌手套,将治疗盘中的洞巾展开铺于会阴部,整理治疗盘内物品。推注尿管气囊,观察其隆起,形态完好,再抽出液体备用	
润滑导尿管前端5～7cm处。左手拇、示指垫治疗巾分开小阴唇并略向上提固定。右手持止血钳挟取消毒棉块消毒尿道口1次	

续　表

操作步骤	注意事项
右手持止血钳，挟导尿管自尿道口轻插入尿道4～6cm，见尿流出后再插入2～4cm	尿管插入方法正确，尿管插入长度符合要求
需做尿培养者，可用无菌培养瓶，采中段尿后盖好瓶盖	
尿管插好后用无菌注射器注入10ml生理盐水固定	
脱手套。若需留置尿管，将导尿管尾端与集尿袋相连接，开放导尿管	脱手套方法正确。操作中避免尿液逆流意识强；固定尿管方法正确
不需要留置尿管者，导尿完毕即可拔出。撤去治疗盘，擦净患者臀部，协助其穿裤子，使患者舒适	动作轻柔，注意遮挡
整理床单，使病室整洁。做好记录，将尿标本贴标签送检。洗手，签字并记录	整理用物不遗漏

五、健康宣教

（1）指导患者在插尿管期间保持管路通畅勿打折。

（2）患者每日饮水量保持在1000ml左右，保持适当尿量。

（3）若不慎污染导尿管必须更换，切不可将拔出的导尿管再插入。

（4）尿管拔除后要多饮水，在最初几次排尿时出现尿痛的刺激症状属于正常的尿路刺激征，多饮水增加排尿次数可以有效缓解。

第十二节　洗　胃　术

一、目的

（1）清除毒物。

（2）减轻水肿。

（3）为手术或检查做准备。

（4）留取胃液并化验。

二、物品准备

治疗车、治疗盘、全自动洗胃机、洗胃桶、污物桶、洗胃连接管3根、洗胃包（弯盘、纱布、镊子）、一次性洗胃管、量杯（内盛洗胃液）、漱口壶、弯盘、治疗巾、止血钳、20ml注射器、液状石蜡、水温计、压舌板、开口器、听诊器、手电筒、洗手液、手套、试管、医嘱执行本、记录本、医用及生活垃圾桶。

三、评估

（1）了解病情，向患者做好解释，取得配合；评估口腔黏膜情况，取下活动性义齿；监测、稳定患者的生命体征；保持气道通畅，建立静脉通路。

（2）口述：清除未吸收的毒物；经消化道中毒的患者，给予及时洗胃。

四、操作步骤及注意事项

操作步骤	注意事项
接通电源，检查机器是否正常运转，将配好的胃灌洗液放入塑料桶内。将3根橡皮管分别与机器的药管、胃管和污水管口连接，调节药液流速，备用	
口述：洗胃液的种类、温度、剂量	
再次核对患者床号、姓名	
患者取半卧位，中毒较重者取左侧卧位颌下铺治疗巾，弯盘放于患者口角旁	
打开洗胃包，戴手套，检查洗胃管是否通畅，润滑洗胃管前端。测量洗胃管插入的长度，并做标记	
插管：用止血钳夹住洗胃管的末端进行插管，当洗胃管插入10～15cm（咽喉部）时，嘱患者做吞咽动作，轻轻将洗胃管推进。如患者呈昏迷状态，则应轻抬起其头部，使咽喉部弧度增大，轻快地把洗胃管插入	在插入洗胃管过程中，如遇患者剧烈呛咳、呼吸困难、面色发绀，应立即拔出洗胃管，休息片刻后再插，避免误入气管

续 表

操作步骤	注意事项
验证洗胃管在胃内后固定洗胃管的另一端与相应的橡胶管连接	
抽吸胃液：按"手吸"键，吸出胃内容物，必要时送检	
反复洗胃：按"自动"键，反复冲洗直至洗出的液体澄清无味，再按"停机"键，机器停止工作	
洗胃过程中注意观察患者病情	
口述：反复冲洗至吸出液体澄清、无色、无味为止，每次灌洗量300～500ml，洗胃总量10 000～20 000ml，洗胃时注意观察洗出胃内容物的颜色、量、有无血性物质及其异常物质，毒物不明者用试管接取胃内容物做标本送检	
洗胃完毕，断开洗胃管，反折末端，揭去固定的胶布	
拔管：嘱患者屏气，迅速拔出胃管	
协助患者漱口，清洁面部，必要时更衣，嘱患者卧床休息	
整理床单元，清理用物，清洗机器	
洗手；记录灌洗液名称、量，洗出液的颜色、气味、性质、量；患者的反应	
用物处理，分类清洁、消毒	

第十三节　皮内注射法

一、目的

（1）进行药物过敏试验。

（2）预防接种。

（3）局部麻醉。

二、用物准备

注射盘、1ml一次性无菌注射器、4～4.5号针头（以上物品按医嘱备好药液后放置在无菌盘内）、治疗车、医嘱执行单。

三、评估

（1）患者的一般情况，包括年龄、营养状况、自理能力、合作程度及沟通能力等。

（2）患者的病情，包括疾病诊断、意识状态、身体状况等。

（3）注射部位，包括局部皮肤状况、注射侧肢体的活动度等。

（4）患者的过敏史、用药史及不良反应史。

四、操作步骤及注意事项

操作步骤	注意事项
护士核对医嘱，六步洗手法洗手，戴口罩	
携用物至患者床旁，核对床号、姓名，向患者解释用药目的、配合要点及注意事项。询问有无过敏史	有过敏史者不可做药物过敏试验
选择部位：预防接种在上臂三角肌外侧，过敏试验在前臂掌侧下1/3处	
协助患者采取合适的体位，暴露注射部位	
以75%乙醇消毒皮肤，待干。核对药物，注射器排气	做皮试消毒皮肤时，慎用含碘或乙醇溶液，以防影响局部反应的判断，或与碘、乙醇的变态反应相混淆。可以0.1%新洁尔灭消毒皮肤
左手绷紧注射部位皮肤，右手持注射器，不应抽回血；针头斜面向与皮肤成5°刺入皮内。待针尖斜面全部进入皮内后，以左手拇指固定针栓，右手推注药液0.1ml，于局部可见皮丘，并显露毛孔	待针尖斜面全部进入皮内后，以左手拇指固定针栓，右手推注药液0.1ml，于局部可见皮丘，并显露毛孔
注射完毕拔出针头，切勿按压	

续 表

操作步骤	注意事项
记录时间、告知注意事项，清理用物	
六步洗手法洗手，签字、记录	
按规定时间观察结果并记录	

五、健康宣教

（1）告知患者皮内注射的目的、方法及配合要点。嘱患者勿揉擦局部皮肤。
（2）告知患者出现任何不适症状时，要立即通知医护人员。

第十四节　皮下注射法

一、目的

（1）需迅速达到药效和不能或不宜经口服给药时。
（2）预防接种。
（3）局部给药，如局部麻醉用药。

二、用物准备

注射盘、1～5ml一次性无菌注射器、5.5～6号针头（以上物品按医嘱备好药液后放置在无菌盘内）、治疗车、医嘱执行单。

三、评估

（1）患者的一般情况，包括年龄、营养状况、自理能力、合作程度及沟通能力等。

（2）患者的病情，包括疾病诊断、意识状态、身体状况等。

（3）注射部位，包括局部皮肤和皮下组织状况，注射侧肢体活动度等。

（4）患者的过敏史、用药史。

四、操作步骤及注意事项

操作步骤	注意事项
护士核对医嘱，六步洗手法洗手，戴口罩	
携物品至病床旁，核对床号、姓名，向患者解释用药目的、配合要点及注意事项。询问有无过敏史	
选择注射部位。常用部位有上臂三角肌下缘上臂外侧、股外侧、腹部等	长期注射者，应有计划地更换注射部位，以防局部产生硬结
协助患者采取合适的体位，暴露注射部位	
安尔碘消毒皮肤，待干。核对药物，注射器排气	
左手绷紧皮肤，右手持注射器，以示指固定针栓，使针头与皮肤成30°～40°，对于过瘦的患者可捏起注射部位局部组织，同时减小穿刺角度，迅速刺入针头的1/2或2/3，固定针栓，抽吸活塞，如无回血即可缓慢推注药物	针头刺入角度不宜超过45°，以免刺入肌层；尽量避免应用对皮肤有刺激作用的药物做皮下注射
注射完毕，以干棉球轻按压穿刺点，快速拔针勿按揉	
安置患者于舒适体位，告知注意事项，清理用物	
六步洗手法洗手，签字、记录	

五、健康宣教

（1）告知患者用药目的、注意事项及配合要点。

（2）告知患者做好用药疗效观察，长期用药者做好注射部位的维护。

（3）告知患者出现任何不适症状时，要立即通知医护人员。

第十五节 肌内注射法

一、目的

（1）与皮下注射不同，其注射刺激性较强或药量较大的药物。

（2）不宜或不能作静脉注射，要求比皮下注射更迅速发生疗效者。

二、用物准备

注射盘、2～5ml一次性无菌注射器、6～6.5号针头（以上物品按医嘱备好药液后放置在无菌盘内）、治疗车、医嘱执行单。

三、评估

（1）患者的一般情况，包括年龄、营养状况、自理能力、合作程度及沟通能力等。

（2）患者的病情，包括疾病诊断、意识状态、身体状况等。

（3）注射部位，包括局部皮肤和肌肉组织状况，注射侧肢体活动度等情况。

（4）患者的过敏史、用药史。

四、部位

应选择肌肉较厚，离大神经、大血管较远的部位。其中以臀大肌为最常用，其次为臀中肌、臀小肌、股外侧及上臂三角肌。

1. 臀大肌注射定位法

（1）十字法：以臀裂顶点向左或右一侧画一水平线，从患者髂嵴最高点做一垂直平分线，将臀部分为4个象限，其外上象限并避开内角（从髂后上棘至大转子连线），即注射区。

（2）联线法：取髂前上棘和尾骨线的外上1/3处为注射部位。

2. 臀中肌、臀小肌注射定位法

（1）示指尖和中指尖分别置于髂前上棘和髂嵴下缘处，髂嵴、示指、中指便构成一个三角形，注射部位在示指与中指间构成的角内。此处血管、神经较少，且脂肪组织也较薄，故被广泛使用。

（2）以髂前上棘外侧三横指处（以患者手指宽度）为标准。

3. 股外侧肌注射部位　为大腿中段外侧，位于膝上10cm，髋关节下10cm处约7.5cm宽。此区大血管、神经干很少通过，部位较广，适用于多次注射者。

4. 上臂三角肌注射法　为上臂外侧自肩峰下2～3指，此处肌肉分布较臀部少，只能做少剂量注射。把三角肌的长度和宽度中线都均分为三等分，使三角肌成为九个区，分别为三角肌上、中、下1/3部的前、中、后区。

（1）三角肌的上1/3部的前、中、后区为三角肌肌内注射的绝对安全区。

（2）三角肌的中1/3部的前、中、后区为相对安全区。

（3）三角肌的中、下1/3部的后区深面，因有桡神经通过，为三角肌注射的危险区。

（4）三角肌的下1/3部的前、中区因肌肉太薄不能做肌内注射。

五、操作步骤及注意事项

操作步骤	注意事项
护士核对医嘱，六步洗手法洗手，戴口罩	
携物品至病床旁，核对床号、姓名，向患者解释用药目的、配合要点及注意事项	
选择注射部位。常用部位有上臂三角肌下缘上臂外侧、股外侧、腹部等；协助患者采取合适的体位，暴露注射部位	两种药液同时注射时，要注意配伍禁忌；需长期做肌内注射者，注射部位应交替更换，避免硬结的发生 2岁以下婴幼儿不宜选用臀大肌注射，因有损伤坐骨神经的危险；幼儿其臀部肌肉发育不好，应选用臀中肌、臀小肌处注射
安尔碘消毒皮肤，待干。核对药物，注射器排气	

续 表

操作步骤	注意事项
左手绷紧皮肤,右手持注射器,握笔姿势,中指固定针栓,针头与注射部位成90°,快速刺入肌肉内约针头的1/2或2/3(消瘦者及儿童酌减)。固定针栓,抽吸活塞,如无回血即可缓慢推注药物	切勿把针梗全部刺入,以防针梗从根部折断
注射完毕,以干棉球轻按压穿刺点,快速拔针勿按揉	
安置患者于舒适体位,告知注意事项、清理用物	
六步洗手法洗手,签字、记录	

六、健康宣教

(1)告知患者用药目的、注意事项及配合要点。嘱患者勿揉擦局部皮肤。

(2)告知患者做好用药疗效观察,长期用药者做好注射部位的维护。

(3)告知患者出现任何不适症状时,要立即通知医护人员。

第十六节　静脉注射法

一、目的

(1)药物不宜口服、注射,但需要迅速发挥药效时。

(2)做造影等诊断性检查。

(3)用于静脉营养治疗。

二、用物准备

注射盘、无菌注射器(根据药液量选用规格)、7～9号针头或头皮针、止血带、治疗巾,按医嘱备药液在无菌盘内。

三、评估

（1）患者的一般情况，包括年龄、营养状况、自理能力、合作程度及沟通能力等。

（2）患者的病情，包括疾病诊断、意识状态、身体状况等，所注射药物。

（3）注射部位的血管状况，注射侧肢体活动度等情况。

四、操作步骤及注意事项

操作步骤	注意事项
护士核对医嘱，六步洗手法洗手、戴口罩	
携物品至病床旁，核对床号、姓名，向患者解释用药目的、配合要点及注意事项。询问有无过敏史	
选择合适静脉，四肢浅静脉、肘部静脉（贵要静脉、正中静脉、头静脉），腕部、手背、足背部浅静脉	长期用药者由远端到近端选择血管
注射部位下置静脉小垫枕，铺治疗巾，穿刺处上部约6cm处系紧止血带	
消毒剂消毒皮肤，待干。核对药物，注射器排气	
左手拇指绷紧静脉下端皮肤，右手持注射器针头斜面向上，与皮肤成20°，于静脉上方或侧面刺入皮下，再沿静脉方向潜行刺入，见回血可再沿静脉进针少许	
松开止血带，固定针头缓缓注入药液	根据病情和药物，掌握推注药物的速度，并观察注射局部及患者反应。对组织有强烈刺激的药物，先用生理盐水注射器穿刺，并注入少量生理盐水，再调换有药物的注射器进行注射，以防药物外溢发生刺激和坏死
注射完毕，以干棉签按压穿刺点，迅速拔出针头，按压局部片刻，勿按揉	
如无出血取下棉签，安置好患者，整理床单位、整理用品	
六步洗手法洗手，签字、记录	

五、健康宣教

（1）告知患者给药方式和配合要点、药物的作用及注意事项。

（2）告知患者给药后注意观察自身反应及疗效。

（3）告知患者出现任何不适症状时要立即通知医护人员。

第十七节　静脉输液法

一、目的

（1）补充血容量，改善微循环，维持血压，常用于治疗烧伤、出血、休克等。

（2）补充水和电解质，以调节或维持酸碱平衡，常用于各种原因的脱水、禁食、大手术后。

（3）输入药物，以达到治疗疾病的目的。常用于中毒、各种感染等。

（4）补充营养，维持热量，促进组织修复，获得正氮平衡。常用于慢性消耗性疾病、禁食等。

二、用物准备

治疗盘、一次性输液器、针头、药液、垫巾、止血带、胶布、瓶套、输液架，必要时备夹板及绷带。

三、评估

（1）患者的一般情况，包括年龄、营养状况、自理能力、意识状态、合作程度及沟通能力等。

（2）患者的病情，包括疾病诊断、意识状态、身体状况等。药物过敏史、出入液体量、心肺功能、穿刺部位皮肤、血管情况（首选前臂血管）及肢体活动情况。

四、操作步骤及注意事项

操作步骤	注意事项
护士核对医嘱，六步洗手法洗手、戴口罩	
遵医嘱，携输液架至床旁，向清醒患者解释输液目的，以取得配合，选择合适的静脉，调节输液架高度，嘱患者排便	核对患者（两种以上方式）
检查用物（输液器、棉签、一次性输液贴膜、套管针、输液接头、酒精、安尔碘、手消、锐器桶）确认无菌物品包装完好无漏气，均在有效期。医用与生活垃圾桶开盖备用，消毒双手	根据血管情况、药液性质选择24号或22号的留置针
根据医嘱准备药液：检查药品包装、有效期、批号、包装完好无破损，药液无渗漏、无浑浊变质，可以使用。经另一人核对后贴输液贴，双人签字，连接输液器	再次核查用物是否备齐，关闭垃圾桶，消毒双手
盖上垃圾桶，消毒双手，推车至患者床旁	确认环境适宜操作，病室无家属
核对（用PDA扫描患者腕带，核对姓名、输液签、液体），挂液排气，将输液器妥善固定	打开垃圾桶，消手
垫巾，系止血带，选择血管后松止血带，消手第一遍，准备胶布、贴膜，打开包装放在车上	首选前臂血管，消毒直径≥8cm，及时盖好安尔碘盖子
第二遍消毒，撕开套管针外包装，连接输液接头，输液器，平行转动针芯，顶住尾端右转，针尖向左。去掉针帽检查针尖，第二次排气，捏住针翼，调整针尖斜面向上	检查针尖有无倒钩、毛刺。连接输液接头时不触碰套管针前端
穿刺前再次核对名字、药液，绷紧皮肤，以15°～30°进针，见回血，压低角度（5°～10°），再将穿刺针送入少许，放开两侧机翼，平送。按住针翼中间位置，退2mm针芯，继续送针全部进入。三松（松止血带、松水止、松拳），确认液体流入畅通后，按压双侧针翼，一次性拔出针芯，放入锐器盒	
无张力固定贴膜，以穿刺点为中心固定套管针（高举平台U形固定，Y形接口朝外，避开穿刺点正上方），调滴速。再次核对患者和药液信息，贴膜上注明穿刺日期、时间、操作者姓名首字母	根据药液性质及患者心肺功能调节滴速
协助患者取舒适体位	
垃圾分类处理	
六步洗手法洗手，签字、记录	

五、健康宣教

（1）告知患者或家属输液的目的及作用。

（2）告知患者出现皮疹、发冷、发热、疼痛等不适及时告知护士。

（3）嘱家属和患者不要随意调节输液器。

第十八节　静脉输血法

一、目的

（1）补充血容量，维持胶体渗透压，保持有效循环血量，提升血压。

（2）增加血红蛋白，纠正贫血，促进携氧功能。

（3）补充抗体，增加机体抵抗力。

（4）纠正低蛋白血症，改善营养。

（5）输入新鲜血，补充凝血因子，有助于止血。

（6）按需输入不同成分的血液制品。

二、用物准备

一次性输血器、0.9%氯化钠注射液、同型血液及配血单，余同静脉输液法。

三、评估

（1）患者的一般情况，包括年龄、营养状况、自理能力、合作程度及沟通能力等。

（2）患者的病情：包括疾病诊断、意识状态、药物过敏史、出入液体量、心肺功能，穿刺部位皮肤、血管情况及肢体活动情况。

四、操作步骤及注意事项

操作步骤	注意事项
护士核对医嘱，六步洗手法洗手、戴口罩	
按密闭输液操作为患者建立静脉通路，输生理盐水	
按医嘱给抗过敏药	
向患者做好解释	
两名护士进行核对，做到"三查八对"。血液内不得加入任何药物，认真检查库血质量。如血浆变红、血细胞呈暗紫色界线不清，提示可能有溶血，不能使用	
将血袋用手托起，在掌心以起伏动作轻轻晃动数次，使血液均匀	
检查输液管道通畅，连接血袋并挂于输液架上	
调节速度，缓慢滴入，观察无不良反应后将流速调至40～60滴/分	输血最好在取出血液后30分钟内进行，要求在3～4小时内输完（200～300ml），开始时速度应慢，根据病情和需要调节流速，密切观察有无输血反应
输入第2份血液时，两份血液之间加生理盐水输液，以免发生反应	
输血结束时，继续滴入少量生理盐水，使输液器中余血全部输入体内	
拔针，局部按压片刻	
垃圾分类处理	储血袋须保留24小时方可处理
六步洗手法洗手，签字、记录	

五、健康宣教

（1）告知患者或家属输血的目的及作用。

（2）告知患者出现皮疹、发冷、发热、疼痛等不适及时告知护士。

（3）嘱家属和患者不要随意调节输液器。

第十九节　冰袋使用法

一、目的

（1）减轻局部充血或出血。
（2）减轻疼痛。
（3）防止炎症扩散及化脓。
（4）降低体温。

二、用物准备

冰袋、冰块、布套。

三、评估

（1）患者神志、生命体征、合作程度、皮肤颜色及完整性等。
（2）病室温度。

四、操作步骤及注意事项

操作步骤	注意事项
护士六步洗手法洗手，戴口罩	
根据需要备齐用物。将冰块放入帆布袋内，用锤子敲成小块，放入盆中，用冷水冲去棱角。将冰块填冰袋2/3满，驱气后，检查是否漏水	避免冰块棱角损坏冰袋而漏水，造成患者不适

续　表

操作步骤	注意事项
携冰袋至患者床旁，核对床号，呼叫患者全名，向患者解释操作目的和注意事项	大片组织受损、局部血液循环不良或感染性休克、微循环明显障碍、皮肤发绀、慢性炎症或深部有化脓病灶时，不宜用冷敷
将冰袋放于需要部位。高热患者降温，可放在前额、头顶、颈部、腋下、腹股沟等部位；扁桃体摘除术后，冰袋可放在颈前颌下，必要时可向患者说明，用三角巾两端在颈后部系好；鼻部冷敷时，应将冰袋吊起，仅使其底部接触鼻根，以减轻压力	不可在耳廓、阴囊、枕后、腹部及足底放置冰袋
冷敷时间30分钟	用于降温时，应在冰袋使用后30分钟测体温，并记录。如需再用，应间隔60分钟
整理用物，安置患者，整理床单位	
将冰袋倒空，倒挂晾干后，吹进少许空气，拧紧袋口存放于干燥阴凉处，以免两层橡胶粘连	
六步洗手法洗手，签字、记录	记录冷疗的部位、时间及冷疗的效果和反应

五、健康宣教

（1）告知患者或家属冰袋冷敷的作用。

（2）告知患者如有不适及时告诉护士。

第二十节　温水擦浴法

一、目的

用于体温高于39.5℃患者降温。

二、用物准备

盆内盛32～34℃温水（2/3满）、小毛巾或纱布垫、热水袋（内装60～70℃热水，装入布套内）、冰袋（内装冰块，装入布套内）、衣服、浴巾、大单等。

三、评估

（1）患者神志、生命体征、合作程度、皮肤颜色及完整性。
（2）病室温度、隐蔽性。

四、操作步骤及注意事项

操作步骤	注意事项
护士六步洗手法洗手，戴口罩	
根据需要备齐用物如温水、热水袋等	
携用物至患者床旁；向患者解释操作目的和注意事项；注意遮挡患者	
擦浴前置冰袋于头部，置热水袋于足底	擦拭顺序：颈→肩→侧胸→上肢→手→腹股沟→下肢→足，在腋窝、肘窝、手心、腹股沟、腘窝等处，应适当延长擦拭时间
暴露擦拭部位，浴巾垫于擦拭部位下，将浸湿的毛巾包裹手掌并挤干，边擦边按摩，最后以浴巾擦干	禁忌擦拭后颈部、心前区、腹部和足底部位，以免引起不良反应；随时观察患者情况，若出现寒战、面色苍白，应立即停止、并联系医师
擦浴后撤掉热水袋，30分钟测量体温并记录，降至39℃以下可取下头部冰袋	
整理床单位，必要时协助患者更换衣服和大单	
六步洗手法洗手，签字、记录	记录温水擦浴的时间、效果和反应

五、健康宣教

（1）告知患者或家属温水擦浴的作用。

（2）告知患者如有不适及时告诉护士。

第二十一节　真空采血法

一、目的

采取各种血标本。

二、用物准备

采血双向针头、持针器、真空采血管、治疗盘（消毒剂、止血带、无菌棉棍及棉球、治疗巾）。

三、评估

（1）患者的一般情况，包括年龄、营养状况、自理能力、合作程度及沟通能力等。

（2）患者的病情：包括疾病诊断、意识状态、药物过敏史、出入液体量、心肺功能，穿刺部位皮肤、血管情况以及肢体活动情况。

四、操作步骤及注意事项

操作步骤	注意事项
护士六步洗手法洗手，戴口罩	
核对患者无误，说明穿刺目的、方法、注意事项等，取得患者合作	
连接采血双向针头及持针器	正确连接采血针头及持针器
协助患者摆好体位	

续　表

操作步骤	注意事项
选择穿刺血管，消毒	
以注射器采血方式进行静脉穿刺	
将真空采血管标签向下置入持针器中，观察回血；如无回血，可将其视为带负压的普通注射器，在皮下移动寻找血管	按标本类型选用合适的真空采血管
真空采血管内真空将血标本吸入管内，当真空耗尽，血流停止	
一手固定持针器，一手将试管从持针器中取出	
如需采多管血，再向持针器内插入另一根采血管	采多管血时，固定好持针器，并按正确采集顺序要求采血
采血毕，先取出采血管，然后退出带针持针器；用棉球按压穿刺处片刻	
整理用物，血标本及时送检	
六步洗手法洗手、签字、记录	

五、健康宣教

（1）告知患者采血的目的、项目及配合要求。

（2）告知患者采血后注意按压穿刺点，避免发生出血、淤斑现象。

第二十二节　血气标本采集法

一、目的

采集动脉血，进行血气分析，判断患者氧合情况，为治疗提供依据。

二、用物准备

2ml空针、0.5ml肝素（125U）、橡胶塞各1个（或一次性血气针），治疗盘。

三、评估

（1）询问，了解患者身体状况，了解患者吸氧状况或者呼吸机参数的设置。

（2）向患者解释动脉采血的目的和穿刺方法，取得患者配合。

（3）评估患者穿刺部位皮肤及动脉搏动情况。

四、操作步骤及注意事项

操作步骤	注意事项
护士六步洗手法洗手，戴口罩	
准备用物	
核对床号、姓名等	
说明穿刺目的、方法、注意事项等，取得患者合作	
先抽取少量肝素湿润空针后排尽	
选取穿刺动脉，常用穿刺部位为桡动脉、肱动脉、股动脉、足背动脉等	
安尔碘消毒	消毒面积应较静脉穿刺大，严格无菌操作，预防感染
以两指固定动脉，持注射器在两指间垂直或与动脉走向成40°刺入，抽取需要血量	
针头拔出后，排出空气，迅速刺入橡胶塞内，隔绝空气	做血气分析注射器内不能有空气
立即送检、整理用物	
六步洗手法洗手，签字、记录	

五、健康宣教

（1）要向患者说明操作的目的和配合要点。

（2）采血后的部位要根据病情告知压迫止血的必要性，需要按压一定时间，防止出血。

第二十三节　雾化吸入给药法

一、目的

（1）治疗呼吸道感染：消炎、减轻水肿、化痰祛痰、减轻咳嗽。

（2）改善通气功能：解除支气管痉挛，使气道通畅。

二、用物准备

氧气吸入雾化装置1套、氧气流量表、注射器、蒸馏水、治疗巾或患者毛巾、按医嘱准备药液。

三、评估

（1）患者的一般情况，如意识状态、心理状态、合作程度等。

（2）患者病情，包括疾病诊断，呼吸道是否通畅、是否存在感染，有无气管痉挛、呼吸道黏膜水肿、痰液等，患者的面部及口腔有无感染及溃疡等。

四、操作步骤及注意事项

操作步骤	注意事项
护士六步洗手法洗手，戴口罩	
遵医嘱抽吸雾化用药注入雾化水槽内	
携带用物到患者床旁，与氧气连接，湿化瓶内不要放水	
核对患者信息，向患者解释，并介绍使用方法	
患者颌下放置治疗巾或患者毛巾	

续 表

操作步骤	注意事项
调节氧流量6～10L/min，面罩罩住患者口鼻，握住雾化器，患者张口吸气	使用中保持雾化药液罐在适当位置，防止药液倾洒
治疗时间一般为10～20分钟	操作中，避开烟火及易燃物
治疗毕，移开雾化装置，关闭氧气	
清理用物，做消毒处理	
处理用物，清洁雾化器、螺纹管及面罩（或口含嘴），消毒、待干备用	
六步洗手法洗手，签字、记录	

五、健康宣教

（1）向患者解释雾化吸入的目的、方法、注意事项及配合要点。

（2）指导患者掌握深呼吸的方法及配合雾化吸入的方法。

第二十四节 俯卧位通气治疗

一、目的

俯卧位通气有助于改变肺部血流和通气分布，提高氧合水平，有助于改善通气/血流比值失调，从而缓解低氧血症。

二、用物准备

约束带、毛巾垫、翻身枕4个、软枕、U形枕2个（气道短的患者可采用水枕）。

三、评估

（1）患者病情、年龄、意识状态、体重、活动度、心理状态、合作程度等。

（2）患者所有管路的位置、气囊压力、引流状况等。

（3）患者前胸腹壁和颌面部皮肤的情况。

四、操作步骤及注意事项

操作步骤	注意事项
置患者平卧位（床头0°），患者手臂紧贴身体两侧，手掌靠在躯干上	胃肠准备：俯卧位前1小时停止肠内营养泵入并抬高床头30°，抽吸胃管查看胃潴留情况 镇静：RASS评分-5（不能唤醒）～-4（深度镇静） 监护：保证患者生命体征平稳，适当提高吸氧浓度，使患者处于氧储备状态，以便适应大幅度操作。吸尽气道及口鼻腔分泌物
头侧者负责抬患者头部，确保人工气道安全，无打折、移位等；身体两侧者负责抬患者肩部和腰部、臀部及腿，并确保同侧管路安全，避免旋转	从上至下查看并加固各级管路，防止脱出，必要时可加延长管。连续性肾脏替代治疗患者俯卧位前，建议回血、管路自循环。待体位摆好、生命体征平稳后，再重接管路
除去电极贴，保留血氧饱和度监测	
用床单将患者移到床边远离呼吸机，准备翻至俯卧位患者面向呼吸机转动90°（翻转前呼吸机一侧手臂可先置于患者身后）	
在呼吸机一侧的工作人员分别托住患者的胸、髋和腿等部位，继续翻转患者90°成俯卧位	
对侧工作人员托住患者相同的部位，平移患者至合适的位置（移动时抬离床面）	
身体两侧分别用翻身枕垫起，保证胸廓起伏；会阴、双膝等处用软枕垫起保护（双足垫高至功能位）	局部骨突处及可能受压部位给予无边敷料减压保护面部

续　表

操作步骤	注意事项
予患者头偏一侧（首选呼吸机侧），头下垫U形枕保护（避免眼部及耳廓受压），气管导管平行于床面，呼吸机管路略低于气管导管	
游泳者体位：一侧手臂80°外展，肘部屈曲90°，处于功能位置于头侧，另一侧手臂保持在身体一侧，双上肢用毛巾垫垫高并约束，将电极贴正确固定在患者背部（正面反向相应的位置）	
定时评估（q2h） ·意识状态：保持有效的镇静 ·胃潴留情况：根据肠内营养要求，给予小剂量肠内营养支持 ·管路通畅：气管插管的位置、深度、管路固定情况。口腔护理时观察口腔黏膜有无破损，松动牙齿固定情况；深静脉管路是否通畅，贴膜有无污染。其余留置管路是否固定妥当、通畅 ·皮肤情况：每2小时变动头部及上肢位置1次，同时对身体受压部位进行减压（可采取左右侧俯卧减压），记录面部、胸腹部和受压部位皮肤状态及双眼结膜充血情况。男性患者注意加强阴茎部位的观察和保护	避免并发症的发生：皮肤压力性损伤、臂丛神经损伤、手术伤口裂开、饮食不耐受、血透管路流动性问题、意外拔管、气管导管位移和阻塞
俯卧位通气治疗结束后或出现以下情况时，采取俯卧位进行时相同的预防措施按步骤反向变换体位，并做好监测及气道管路管理和皮肤的观察（俯卧位通气应在16～20小时为宜） ·人工气道脱出 ·气管导管阻塞、咯血 ·FiO_2为100%时，血氧饱和度＜85%，或PaO_2＜55mmHg超过5分钟 ·心跳呼吸停止 ·心率低于30次/分超过60秒 ·收缩压下降超过60mmHg超过5分钟 ·任何其他危及生命的情况	

五、健康宣教

（1）俯卧位通气可以促进排痰，改善气道通畅性，促进患者恢复自主呼吸。

（2）保持呼吸道通畅是俯卧位通气的重要原则，因此在指导患者（清醒）及家属时，必须强调保持呼吸通畅的重要性。例如，指导患者正确咳嗽、咳痰以及调整卧位。

第二十五节 连续性肾脏替代治疗

一、目的

连续、缓慢清除水分和溶质，净化血液。

二、用物准备

1. 上机物品 无菌手套、治疗巾、换药盘、酒精棉片、纱球、20ml注射器×4、输血器、三通×2、管路固定寸带、注射泵×1、连续性血液净化机器、配套管路。

2. 下机物品 20ml注射器2个、20ml生理盐水2个、肝素帽2个、无菌纱布、无菌手套、5ml注射器抽好封管液（1∶1肝素盐水/枸橼酸钠）。

3. 药物准备 按医嘱准备用物，包括预冲液、置换液、抗凝药物等。

三、评估

1. 检查导管情况 ①导管的位置及使用时间。②置管处皮肤。③导管固定情况。打开敷料，观察置管处皮肤有无红肿、局部有无渗血或渗液现象，导管周围皮肤有无破溃，导管有无脱出及破损情况。

2. 评估导管通畅性 5ml注射器1秒能否顺利抽出3～4ml或（20ml/6s）封

管液和血液。打开导管肝素帽后用碘伏消毒导管口，用无菌注射器抽出动静脉管腔内原有封管液推注在无菌纱布观察是否有血凝块。用20ml无菌注射器抽吸管腔，6秒内血液能充满注射器证明导管血流量可满足治疗需要。

3. *患者评估*　患者疾病诊断、症状、体征、年龄、意识状态、体重、活动度、心理状态、合作程度。

四、操作步骤及注意事项

上机操作步骤	注意事项
护士洗手，戴口罩、帽子，帮助患者取舒适卧位，适当保暖	躁动者适当约束
护士携用物至患者管路一侧，1名医师站在血滤机一侧	血滤机就近放置
在管路下方铺无菌治疗巾，充分暴露管路，打开导管肝素帽	
将酒精棉片、注射器、冲管液体放置在无菌治疗巾上	
戴无菌手套，用酒精棉片螺旋擦拭法消毒管路的动静脉端口	注意无菌原则
判断导管通畅度：用20ml注射器抽出动静脉管腔内原有封管液推注在无菌纱布观察是否有血凝块，判断引血是否通畅	若引血不畅，禁止向内推注
用20ml注射器脉冲式冲管，判断动静脉管腔回血是否通畅	
经医护双方确认无误后，再次消毒中心静脉管路动脉端	
遵医嘱通过三通将1L生理盐水、血滤机管路的引血端、管路的动脉端（红端），按照无菌原则紧密连接	1L生理盐水用输血器排气后关闭
告知医师，连接无误，打开中心静脉管路动脉端及血滤机管路引血端的夹子，通知医师可以启动血滤机，开始引血	引血过程中监测患者血压、心率
引血过程中，同时再次消毒中心静脉管路静脉端，遵医嘱通过三通将葡萄糖酸钙泵、中心静脉管路的静脉端（蓝端），按照无菌原则紧密连接备用	动作要迅速、标准；葡萄糖酸钙泵排气完好
引血结束，通知医师按暂停键，护士将血滤机管路的回输端与上述三通紧密连接	
再次确认管路连接无误，打开管中心静脉管路的静脉端及血滤机管路回输端夹子，通知医师可以启动血滤机	严密监测患者血压、心率
妥善固定各个管路，根据患者体温情况在回输端连接加温管辂	加温管避免烫伤
用无菌治疗巾包裹中心静脉管路，保持管路通畅	

续　表

上机操作步骤	注意事项
再次核对患者，协助患者取舒适体位，协助患者定时翻身	防止脱管
收拾用物，洗手	垃圾分类处理
准确记录上机时间、工作模式、血泵速、每小时跨膜压、超滤量、生命体征及用药情况	遵医嘱调节用药

下机操作步骤	注意事项
护士洗手，戴口罩、帽子	
将冲管液、封管液、肝素帽、酒精棉片放置在无菌治疗巾	遵医嘱备冲封管药物
打开包裹中心静脉短管的治疗巾，充分暴露管路	
戴无菌手套，打开连接动脉端的1L生理盐水，调节三通使其与引血管路相同，进行回血	监测患者血压
断开三通与中心静脉导管动脉端，此时回血继续	
用酒精棉片螺旋擦拭法消毒管路的动脉端口	
用20ml冲管液，脉冲式手法进行动脉端冲管，遵医嘱用正确封管液根据管腔壁标注容量准确封管	
再次用酒精棉片螺旋擦拭法消毒管路的动脉端口，用肝素帽封闭	
回血结束后，通知医师，按停止键	
断开三通与中心静脉导管静脉端	
用酒精棉片螺旋擦拭法消毒管路的静脉端口	
用20ml冲管液，脉冲式手法进行静脉端冲管，遵医嘱用正确封管液根据管腔壁标注容量准确封管	
再次用酒精棉片螺旋擦拭法消毒管路的静脉端口，用肝素帽封闭	
用无菌纱布包裹外露部分管腔，确保整洁，固定良好	
协助患者取舒适体位、整理床单位、垃圾分类处理	
洗手，记录结束时间、超滤量、封管方式及用药情况	

五、健康宣教

（1）向患者解释连续性肾脏替代治疗的目的、方法、注意事项及配合要点。
（2）指导患者做好血滤通路的维护和监测。

第二十六节　有创动脉血压监测

一、目的

（1）直接动脉压力监测为持续的动态变化过程，不受人工加压、袖带宽度及松紧度影响，准确可靠，随时取值。
（2）可根据动脉波形变化进行判断、分析心肌的收缩能力。
（3）患者在应用血管活性药物时可及早发现动脉压的突然变化。
（4）可反复采集动脉血气标本，可减少患者痛苦。

二、用物准备

压力传感器、压力监测模块、传感导线、加压装置、500ml生理盐水（袋装）、医嘱单、治疗车、无菌治疗巾、安尔碘、棉签、一次性动脉留置针、葡萄糖氯己定敷料、固定带、锐器筒、垃圾桶、手消毒液。

三、评估

（1）患者病情、年龄、意识状态、心理状态、合作程度。
（2）患者穿刺部位皮肤完整，无破溃、无皮疹、无硬结。
（3）根据置入部位选择一次性动脉留置针型号。选择穿刺动脉，首选桡动脉，其次为肱动脉，最后为足背动脉。桡动脉穿刺置管前需常规进行Allen试验。
（4）环境清洁、光线适宜操作、适当遮挡。

四、操作步骤及注意事项

操作步骤	注意事项
做好解释工作，取得患者配合，协助患者取平卧位、手臂平伸外展20°～30°，手掌朝上，保持腕关节处于过伸状态	尊重患者的知情权，体位摆放正确
神志不清不能配合者遵医嘱使用镇静药	
检查压力传感器各部分连接紧密、管路通畅	
将压力传感器与加压装置相连接并加压至300mmHg	
正确安装压力模块、传感导线并与压力传感器相连接	
核对患者，严格执行无菌操作，消毒范围应大于贴膜面积	严格无菌操作
针尖与皮肤成30°～45°缓慢进针，当发现针芯有回血时，将针体放低角度再向前推进1～2mm，固定针芯，向前无阻力感推送外套管后撤出针芯，这时套管尾部应向外搏动性喷血，说明穿刺成功	
将动脉留置针与压力传感器连接、绕拇指固定	
穿刺点位于贴膜中心，贴膜紧贴皮肤	使用透明敷料易观察并无张力粘贴
压力传感器置于与心脏同一水平（腋中线第4肋间）并妥善固定并进行方波试验，保证数据准确性	
旋转三通阀，使压力传感器与大气相通，点击监护屏幕"归零"；待"0"稳定后，旋回三通阀，监护上会即刻出现压力曲线和ABP数值，表示校零成功	
正常ABP波形（可调节最佳刻度数）	注意动脉压力及波形变化，及时准确地记录生命体征
保持测压管路通畅，妥善固定动脉导管、延长管及测压肢体，以防导管受压扭曲	
保持加压袋300mmHg压力，每6小时观察有无回血，并加压冲洗	
保持管路连接完好，防止漏液	管路保持封闭，留置时间≤7天，冲洗液24小时更换
监测插管肢体的末梢循环，有无出现发绀、疼痛、冰冷、麻木等现象	发现异常及时报告医师进行处理，减少各类并发症的发生

五、健康宣教

（1）定期更换敷料，观察穿刺处皮肤情况，若遇穿刺点渗血、贴膜污染、贴膜脱离应及时更换敷料。

（2）经测压导管抽取血标本，导管接头处应用安尔碘严格消毒，避免污染，测压管内不得留有血液，冲洗干净并更换肝素帽，防止感染。如回抽困难，调节穿刺管或更换为动脉穿刺抽血，预防重复抽吸影响检验结果。

（3）Allen试验：受检者握紧拳头，检查者同时紧压其腕部的桡动脉、尺动脉，这时受检者松开拳头，其手掌部由于血供被阻断变得苍白，然后继续压迫桡动脉，松开尺动脉恢复其血供，这时手掌应迅速（6秒内）恢复红润，说明受检者的桡动脉、尺动脉间有完好的侧支循环，在桡动脉血供消失的条件下不影响手部血供，为Allen试验阴性；反之，如果在6秒内不能恢复红润，则该试验阳性。

第四章　院前急救流程

第一节　过敏性休克院前急救流程

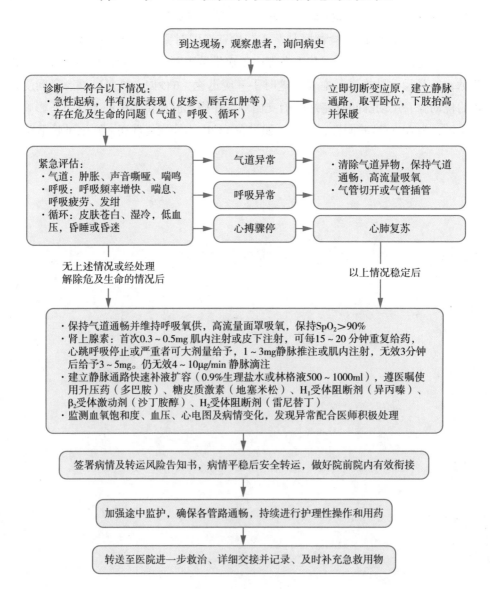

到达现场，观察患者，询问病史

诊断——符合以下情况：
- 急性起病，伴有皮肤表现（皮疹、唇舌红肿等）
- 存在危及生命的问题（气道、呼吸、循环）

立即切断变应原，建立静脉通路，取平卧位，下肢抬高并保暖

紧急评估：
- 气道：肿胀、声音嘶哑、喘鸣
- 呼吸：呼吸频率增快、喘息、呼吸疲劳、发绀
- 循环：皮肤苍白、湿冷，低血压，昏睡或昏迷

气道异常

呼吸异常

- 清除气道异物，保持气道通畅，高流量吸氧
- 气管切开或气管插管

心搏骤停

心肺复苏

无上述情况或经处理解除危及生命的情况后

以上情况稳定后

- 保持气道通畅并维持呼吸氧供，高流量面罩吸氧，保持$SpO_2>90\%$
- 肾上腺素：首次0.3~0.5mg肌内注射或皮下注射，可每15~20分钟重复给药，心跳呼吸停止或严重者可大剂量给予，1~3mg静脉推注或肌内注射，无效3分钟后给予3~5mg。仍无效4~10μg/min静脉滴注
- 建立静脉通路快速补液扩容（0.9%生理盐水或林格液500~1000ml），遵医嘱使用升压药（多巴胺）、糖皮质激素（地塞米松）、H_1受体阻断剂（异丙嗪）、β_2受体激动剂（沙丁胺醇）、H_2受体阻断剂（雷尼替丁）
- 监测血氧饱和度、血压、心电图及病情变化，发现异常配合医师积极处理

签署病情及转运风险告知书，病情平稳后安全转运，做好院前院内有效衔接

加强途中监护，确保各管路通畅，持续进行护理性操作和用药

转送至医院进一步救治、详细交接并记录、及时补充急救用物

第二节 急性心肌梗死院前急救流程

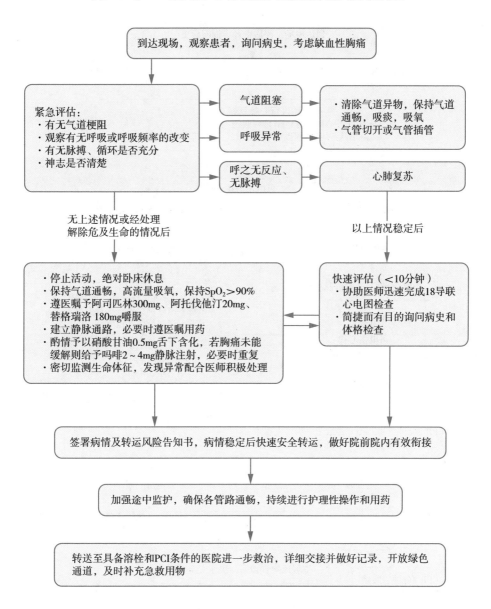

第三节 心搏骤停院前急救流程

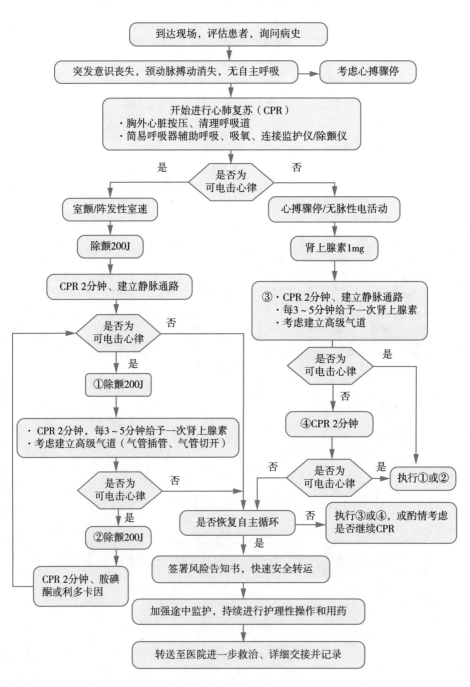

第四节　高血压危象院前急救流程

到达现场，快速评估病情，简单询问病史

↓

评估有无疼痛、缺氧、情绪等诱因，测量生命体征，根据症状、体征及意识状态评估危重程度

紧急评估典型症状：
- 血压升高程度：
  - 血压＞180/120mmHg：高血压危象
  - 血压＞230/130mmHg：严重高血压危象及靶器官易受损
  - 血压＞250/130mmHg：可发生心力衰竭、肺水肿
- 有无呼吸频率增快：＞28次/分易引起呼吸性碱中毒

紧急评估伴随症状：
- 急性冠脉综合征、主动脉夹层：胸痛
- 心律失常：病理性第三心音、奔马律
- 心力衰竭：发绀、呼吸困难、咳粉红色泡沫样痰、肺部啰音
- 脑血管意外：头痛、恶心、呕吐、抽搐
- 脑出血或高血压脑病：烦躁不安、嗜睡、昏迷
- 瞳孔对光反射是否灵敏，大小是否对称

- 排除应激或其他影响，予以心理护理，消除紧张、恐惧情绪，提高治疗依从性，将患者置于相对安静的环境下重新测量血压
- 监测生命体征，保持呼吸道通畅，鼻导管吸氧2～4L/min，保持SpO$_2$＞90%
- 建立静脉通路，遵医嘱静脉注射呋塞米20～40mg，舌下含服硝酸甘油0.5mg，有颅内压升高表现者予以静脉滴注20%甘露醇
- 遵医嘱适当给予镇静、镇痛
- 心搏呼吸骤停者按心肺复苏流程进行抢救

↓

签署病情及转运风险知情同意书，病情稳定后进行安全转运

↓

患者取平卧位头偏一侧，头向车头转运，途中严密监测血压、心律及病情变化，确保各管路通畅，发现异常配合医师积极处理

↓

到达医院后详细交接，实施进一步专科治疗，及时补充急救用物

第五节 急性脑卒中院前急救流程

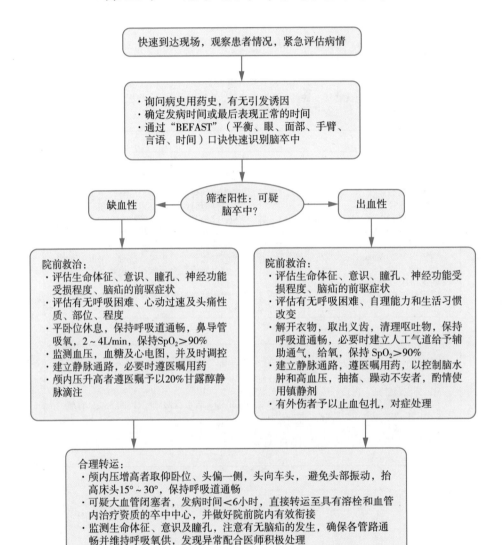

快速到达现场，观察患者情况，紧急评估病情

- 询问病史用药史，有无引发诱因
- 确定发病时间或最后表现正常的时间
- 通过"BEFAST"（平衡、眼、面部、手臂、言语、时间）口诀快速识别脑卒中

筛查阳性：可疑脑卒中?

缺血性

出血性

院前救治：
- 评估生命体征、意识、瞳孔、神经功能受损程度、脑疝的前驱症状
- 评估有无呼吸困难、心动过速及头痛性质、部位、程度
- 平卧位休息，保持呼吸道通畅，鼻导管吸氧，2～4L/min，保持SpO$_2$>90%
- 监测血压，血糖及心电图，并及时调控
- 建立静脉通路，必要时遵医嘱用药
- 颅内压升高者遵医嘱予以20%甘露醇静脉滴注

院前救治：
- 评估生命体征、意识、瞳孔、神经功能受损程度、脑疝的前驱症状
- 评估有无呼吸困难、自理能力和生活习惯改变
- 解开衣物，取出义齿，清理呕吐物，保持呼吸道通畅，必要时建立人工气道给予辅助通气，给氧，保持SpO$_2$>90%
- 建立静脉通路，遵医嘱用药，以控制脑水肿和高血压，抽搐、躁动不安者，酌情使用镇静剂
- 有外伤者予以止血包扎，对症处理

合理转运：
- 颅内压增高者取仰卧位、头偏一侧，头向车头，避免头部振动，抬高床头15°～30°，保持呼吸道通畅
- 可疑大血管闭塞者，发病时间<6小时，直接转运至具有溶栓和血管内治疗资质的卒中中心，并做好院前院内有效衔接
- 监测生命体征、意识及瞳孔，注意有无脑疝的发生，确保各管路通畅并维持呼吸氧供，发现异常配合医师积极处理

转送至具备溶栓和PCI条件的医院进一步救治，详细交接并做好记录，开放绿色通道，补充急救用物

第六节 高原性肺水肿院前急救流程

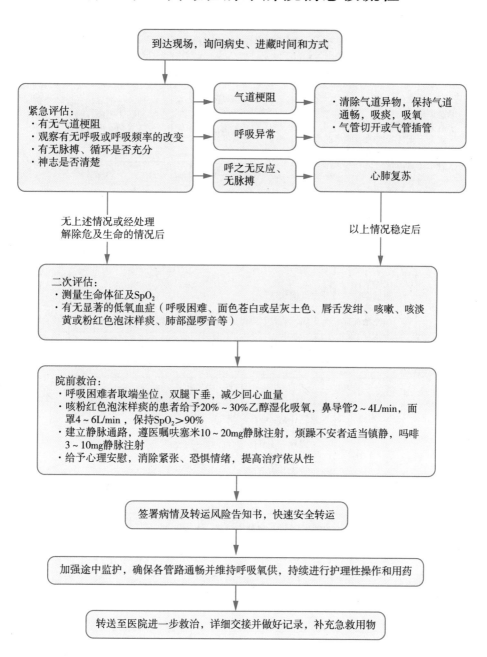

到达现场，询问病史、进藏时间和方式

紧急评估：
· 有无气道梗阻
· 观察有无呼吸或呼吸频率的改变
· 有无脉搏、循环是否充分
· 神志是否清楚

气道梗阻

呼吸异常

· 清除气道异物，保持气道通畅，吸痰，吸氧
· 气管切开或气管插管

呼之无反应、无脉搏

心肺复苏

无上述情况或经处理解除危及生命的情况后

以上情况稳定后

二次评估：
· 测量生命体征及SpO₂
· 有无显著的低氧血症（呼吸困难、面色苍白或呈灰土色、唇舌发绀、咳嗽、咳淡黄或粉红色泡沫样痰、肺部湿啰音等）

院前救治：
· 呼吸困难者取端坐位，双腿下垂，减少回心血量
· 咳粉红色泡沫样痰的患者给予20%～30%乙醇湿化吸氧，鼻导管2～4L/min，面罩4～6L/min，保持SpO₂＞90%
· 建立静脉通路，遵医嘱呋塞米10～20mg静脉注射，烦躁不安者适当镇静，吗啡3～10mg静脉注射
· 给予心理安慰，消除紧张、恐惧情绪，提高治疗依从性

签署病情及转运风险告知书，快速安全转运

加强途中监护，确保各管路通畅并维持呼吸氧供，持续进行护理性操作和用药

转送至医院进一步救治，详细交接并做好记录，补充急救用物

第七节　高原性脑水肿院前急救流程

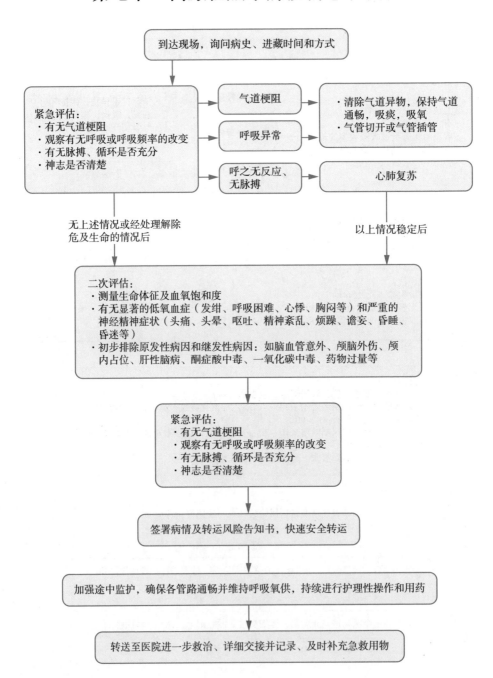

第八节　气道梗阻院前急救流程

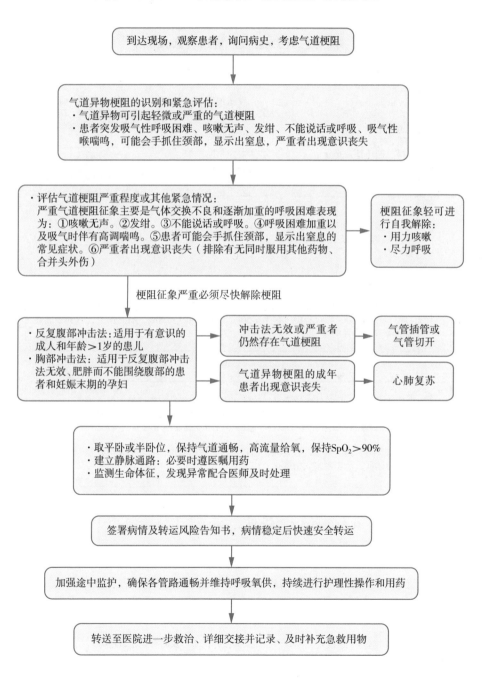

到达现场，观察患者，询问病史，考虑气道梗阻

气道异物梗阻的识别和紧急评估：
· 气道异物可引起轻微或严重的气道梗阻
· 患者突发吸气性呼吸困难、咳嗽无声、发绀、不能说话或呼吸、吸气性
喉喘鸣，可能会手抓住颈部，显示出窒息，严重者出现意识丧失

· 评估气道梗阻严重程度或其他紧急情况：
严重气道梗阻征象主要是气体交换不良和逐渐加重的呼吸困难表现
为：①咳嗽无声。②发绀。③不能说话或呼吸。④呼吸困难加重以
及吸气时伴有高调喘鸣。⑤患者可能会手抓住颈部，显示出窒息的
常见症状。⑥严重者出现意识丧失（排除有无同时服用其他药物、
合并头外伤）

梗阻征象轻可进
行自我解除：
· 用力咳嗽
· 尽力呼吸

梗阻征象严重必须尽快解除梗阻

· 反复腹部冲击法：适用于有意识的
成人和年龄＞1岁的患儿
· 胸部冲击法：适用于反复腹部冲击
法无效、肥胖而不能围绕腹部的患
者和妊娠末期的孕妇

冲击法无效或严重者
仍然存在气道梗阻

气管插管或
气管切开

气道异物梗阻的成年
患者出现意识丧失

心肺复苏

· 取平卧或半卧位，保持气道通畅，高流量给氧，保持SpO₂＞90%
· 建立静脉通路：必要时遵医嘱用药
· 监测生命体征，发现异常配合医师及时处理

签署病情及转运风险告知书，病情稳定后快速安全转运

加强途中监护，确保各管路通畅并维持呼吸氧供，持续进行护理性操作和用药

转送至医院进一步救治、详细交接并记录、及时补充急救用物

第九节 重症哮喘院前急救流程

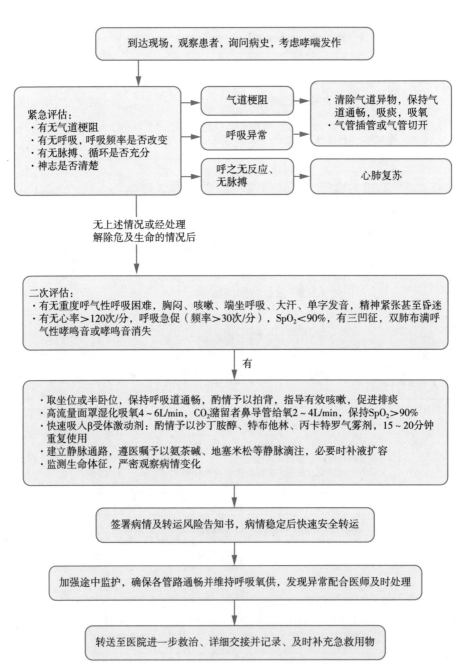

到达现场，观察患者，询问病史，考虑哮喘发作

紧急评估：
· 有无气道梗阻
· 有无呼吸，呼吸频率是否改变
· 有无脉搏，循环是否充分
· 神志是否清楚

气道梗阻

呼吸异常

· 清除气道异物，保持气道通畅，吸痰，吸氧
· 气管插管或气管切开

呼之无反应、无脉搏

心肺复苏

无上述情况或经处理解除危及生命的情况后

二次评估：
· 有无重度呼气性呼吸困难，胸闷、咳嗽、端坐呼吸、大汗、单字发音，精神紧张甚至昏迷
· 有无心率＞120次/分，呼吸急促（频率＞30次/分），SpO_2＜90%，有三凹征，双肺布满呼气性哮鸣音或哮鸣音消失

有

· 取坐位或半卧位，保持呼吸道通畅，酌情予以拍背，指导有效咳嗽，促进排痰
· 高流量面罩湿化吸氧4～6L/min，CO_2潴留者鼻导管给氧2～4L/min，保持SpO_2＞90%
· 快速吸入β受体激动剂：酌情予以沙丁胺醇、特布他林、丙卡特罗气雾剂，15～20分钟重复使用
· 建立静脉通路，遵医嘱予以氨茶碱、地塞米松等静脉滴注，必要时补液扩容
· 监测生命体征，严密观察病情变化

签署病情及转运风险告知书，病情稳定后快速安全转运

加强途中监护，确保各管路通畅并维持呼吸氧供，发现异常配合医师及时处理

转送至医院进一步救治、详细交接并记录、及时补充急救用物

第十节　大咯血院前急救流程

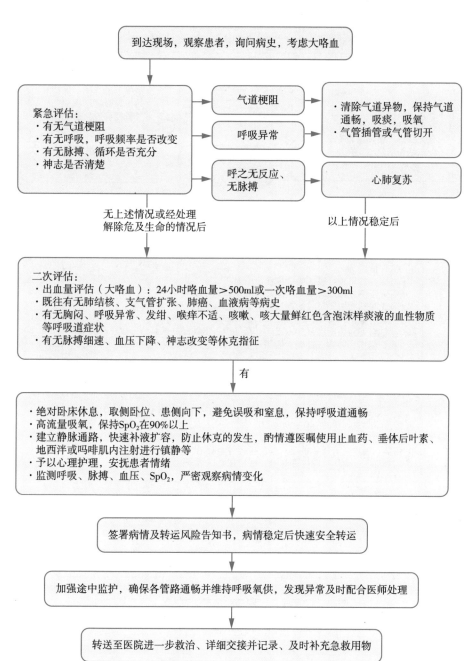

到达现场，观察患者，询问病史，考虑大咯血

紧急评估：
· 有无气道梗阻
· 有无呼吸，呼吸频率是否改变
· 有无脉搏、循环是否充分
· 神志是否清楚

气道梗阻

呼吸异常

· 清除气道异物，保持气道通畅，吸痰，吸氧
· 气管插管或气管切开

呼之无反应、无脉搏

心肺复苏

无上述情况或经处理解除危及生命的情况后

以上情况稳定后

二次评估：
· 出血量评估（大咯血）：24小时咯血量>500ml或一次咯血量>300ml
· 既往有无肺结核、支气管扩张、肺癌、血液病等病史
· 有无胸闷、呼吸异常、发绀、喉痒不适、咳嗽、咳大量鲜红色含泡沫样痰液的血性物质等呼吸道症状
· 有无脉搏细速、血压下降、神志改变等休克指征

有

· 绝对卧床休息，取侧卧位、患侧向下，避免误吸和窒息，保持呼吸道通畅
· 高流量吸氧，保持SpO$_2$在90%以上
· 建立静脉通路，快速补液扩容，防止休克的发生，酌情遵医嘱使用止血药、垂体后叶素、地西泮或吗啡肌内注射进行镇静等
· 予以心理护理，安抚患者情绪
· 监测呼吸、脉搏、血压、SpO$_2$，严密观察病情变化

签署病情及转运风险告知书，病情稳定后快速安全转运

加强途中监护，确保各管路通畅并维持呼吸氧供，发现异常及时配合医师处理

转送至医院进一步救治、详细交接并记录、及时补充急救用物

第十一节 急性肺栓塞院前急救流程

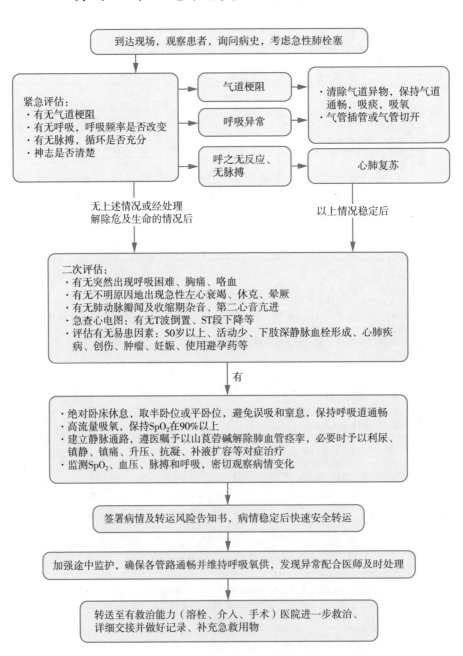

到达现场，观察患者，询问病史，考虑急性肺栓塞

紧急评估：
·有无气道梗阻
·有无呼吸，呼吸频率是否改变
·有无脉搏，循环是否充分
·神志是否清楚

气道梗阻

呼吸异常

·清除气道异物，保持气道通畅，吸痰，吸氧
·气管插管或气管切开

呼之无反应、无脉搏

心肺复苏

无上述情况或经处理解除危及生命的情况后

以上情况稳定后

二次评估：
·有无突然出现呼吸困难、胸痛、咯血
·有无不明原因地出现急性左心衰竭、休克、晕厥
·有无肺动脉瓣闻及收缩期杂音、第二心音亢进
·急查心电图：有无T波倒置、ST段下降等
·评估有无易患因素：50岁以上、活动少、下肢深静脉血栓形成、心肺疾病、创伤、肿瘤、妊娠、使用避孕药等

有

·绝对卧床休息，取半卧位或平卧位，避免误吸和窒息，保持呼吸道通畅
·高流量吸氧，保持SpO_2在90%以上
·建立静脉通路，遵医嘱予以山莨菪碱解除肺血管痉挛，必要时予以利尿、镇静、镇痛、升压、抗凝、补液扩容等对症治疗
·监测SpO_2、血压、脉搏和呼吸，密切观察病情变化

签署病情及转运风险告知书，病情稳定后快速安全转运

加强途中监护，确保各管路通畅并维持呼吸氧供，发现异常配合医师及时处理

转送至有救治能力（溶栓、介入、手术）医院进一步救治、详细交接并做好记录、补充急救用物

第十二节　上消化道出血院前急救流程

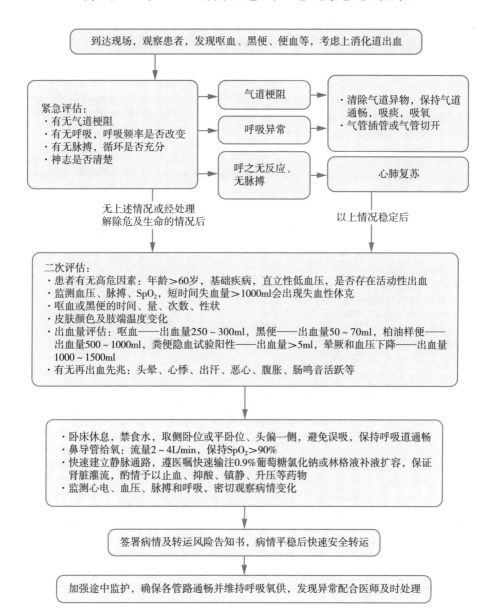

到达现场，观察患者，发现呕血、黑便、便血等，考虑上消化道出血

紧急评估：
· 有无气道梗阻
· 有无呼吸，呼吸频率是否改变
· 有无脉搏，循环是否充分
· 神志是否清楚

气道梗阻

呼吸异常

· 清除气道异物，保持气道通畅，吸痰，吸氧
· 气管插管或气管切开

呼之无反应、无脉搏

心肺复苏

无上述情况或经处理解除危及生命的情况后

以上情况稳定后

二次评估：
· 患者有无高危因素：年龄>60岁，基础疾病，直立性低血压，是否存在活动性出血
· 监测血压、脉搏、SpO₂，短时间失血量>1000ml会出现失血性休克
· 呕血或黑便的时间、量、次数、性状
· 皮肤颜色及肢端温度变化
· 出血量评估：呕血——出血量250~300ml，黑便——出血量50~70ml，柏油样便——出血量500~1000ml，粪便隐血试验阳性——出血量>5ml，晕厥和血压下降——出血量1000~1500ml
· 有无再出血先兆：头晕、心悸、出汗、恶心、腹胀、肠鸣音活跃等

· 卧床休息，禁食水，取侧卧位或平卧位、头偏一侧，避免误吸，保持呼吸道通畅
· 鼻导管给氧：流量2~4L/min，保持SpO₂>90%
· 快速建立静脉通路，遵医嘱快速输注0.9%葡萄糖氯化钠或林格液补液扩容，保证肾脏灌流，酌情予以止血、抑酸、镇静、升压等药物
· 监测心电、血压、脉搏和呼吸，密切观察病情变化

签署病情及转运风险告知书，病情平稳后快速安全转运

加强途中监护，确保各管路通畅并维持呼吸氧供，发现异常配合医师及时处理

第十三节　糖尿病酮症酸中毒院前急救流程

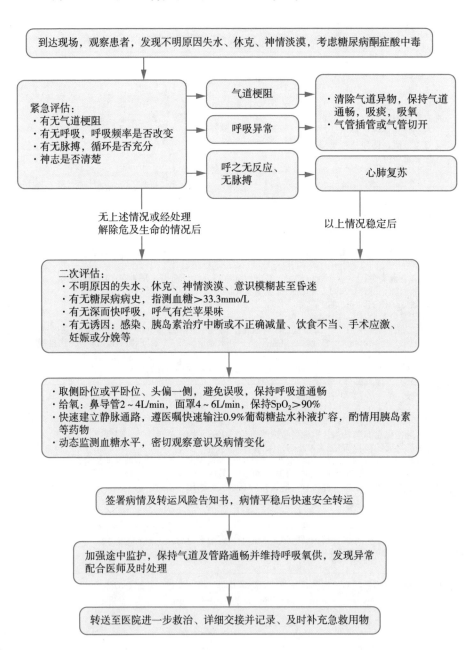

到达现场，观察患者，发现不明原因失水、休克、神情淡漠，考虑糖尿病酮症酸中毒

紧急评估：
· 有无气道梗阻
· 有无呼吸，呼吸频率是否改变
· 有无脉搏，循环是否充分
· 神志是否清楚

气道梗阻

呼吸异常

· 清除气道异物，保持气道通畅，吸痰，吸氧
· 气管插管或气管切开

呼之无反应、无脉搏

心肺复苏

无上述情况或经处理解除危及生命的情况后

以上情况稳定后

二次评估：
· 不明原因的失水、休克、神情淡漠、意识模糊甚至昏迷
· 有无糖尿病病史，指测血糖>33.3mmo/L
· 有无深而快呼吸，呼气有烂苹果味
· 有无诱因：感染、胰岛素治疗中断或不正确减量、饮食不当、手术应激、妊娠或分娩等

· 取侧卧位或平卧位、头偏一侧，避免误吸，保持呼吸道通畅
· 给氧：鼻导管2～4L/min，面罩4～6L/min，保持SpO₂>90%
· 快速建立静脉通路，遵医嘱快速输注0.9%葡萄糖盐水补液扩容，酌情用胰岛素等药物
· 动态监测血糖水平，密切观察意识及病情变化

签署病情及转运风险告知书，病情平稳后快速安全转运

加强途中监护，保持气道及管路通畅并维持呼吸氧供，发现异常配合医师及时处理

转送至医院进一步救治、详细交接并记录、及时补充急救用物

第十四节　低血糖危象院前急救流程

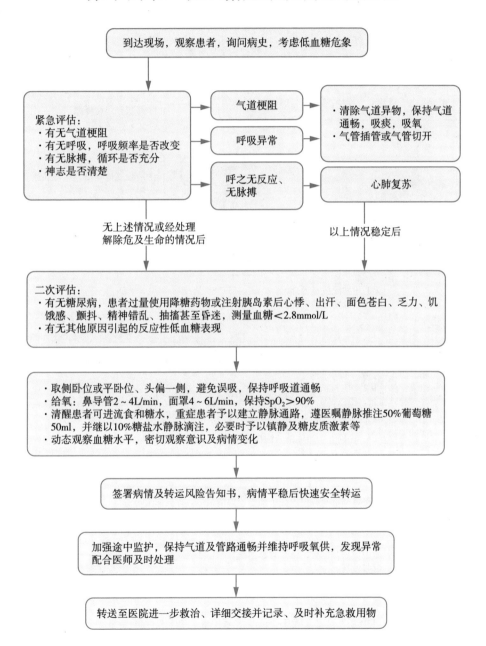

到达现场，观察患者，询问病史，考虑低血糖危象

紧急评估：
- 有无气道梗阻
- 有无呼吸，呼吸频率是否改变
- 有无脉搏，循环是否充分
- 神志是否清楚

气道梗阻

呼吸异常

·清除气道异物，保持气道通畅，吸痰，吸氧
·气管插管或气管切开

呼之无反应、无脉搏

心肺复苏

无上述情况或经处理解除危及生命的情况后

以上情况稳定后

二次评估：
- 有糖尿病，患者过量使用降糖药物或注射胰岛素后心悸、出汗、面色苍白、乏力、饥饿感、颤抖、精神错乱、抽搐甚至昏迷，测量血糖＜2.8mmol/L
- 有无其他原因引起的反应性低血糖表现

- 取侧卧位或平卧位、头偏一侧，避免误吸，保持呼吸道通畅
- 给氧：鼻导管2～4L/min，面罩4～6L/min，保持SpO₂＞90%
- 清醒患者可进流食和糖水，重症患者予以建立静脉通路，遵医嘱静脉推注50%葡萄糖50ml，并继以10%糖盐水静脉滴注，必要时予以镇静及糖皮质激素等
- 动态观察血糖水平，密切观察意识及病情变化

签署病情及转运风险告知书，病情平稳后快速安全转运

加强途中监护，保持气道及管路通畅并维持呼吸氧供，发现异常配合医师及时处理

转送至医院进一步救治、详细交接并记录、及时补充急救用物

第十五节 抽搐急性发作院前急救流程

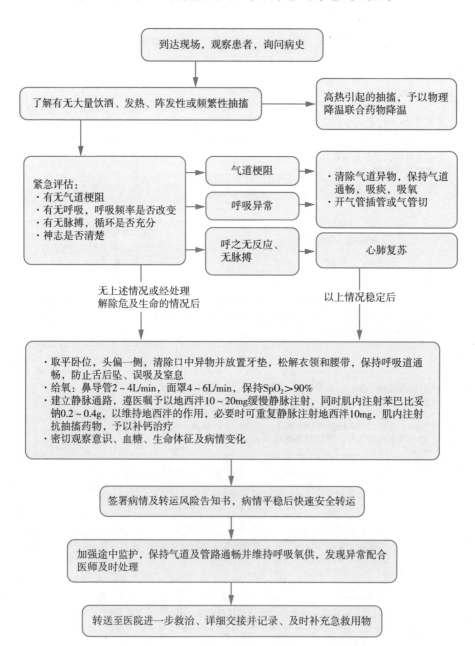

第十六节　淹溺院前急救流程

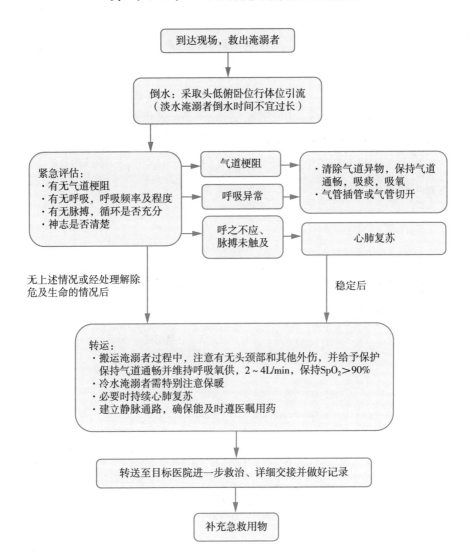

到达现场，救出淹溺者

倒水：采取头低俯卧位行体位引流
（淡水淹溺者倒水时间不宜过长）

紧急评估：
·有无气道梗阻
·有无呼吸，呼吸频率及程度
·有无脉搏，循环是否充分
·神志是否清楚

气道梗阻

呼吸异常

·清除气道异物，保持气道通畅，吸痰，吸氧
·气管插管或气管切开

呼之不应、脉搏未触及

心肺复苏

无上述情况或经处理解除危及生命的情况后

稳定后

转运：
·搬运淹溺者过程中，注意有无头颈部和其他外伤，并给予保护
保持气道通畅并维持呼吸氧供，2~4L/min，保持SpO$_2$>90%
·冷水淹溺者需特别注意保暖
·必要时持续心肺复苏
·建立静脉通路，确保能及时遵医嘱用药

转送至目标医院进一步救治、详细交接并做好记录

补充急救用物

第十七节　电击伤院前急救流程

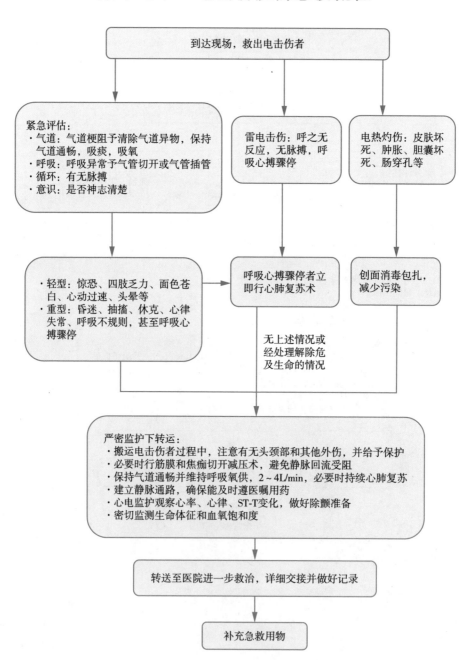

第十八节 自缢院前急救流程

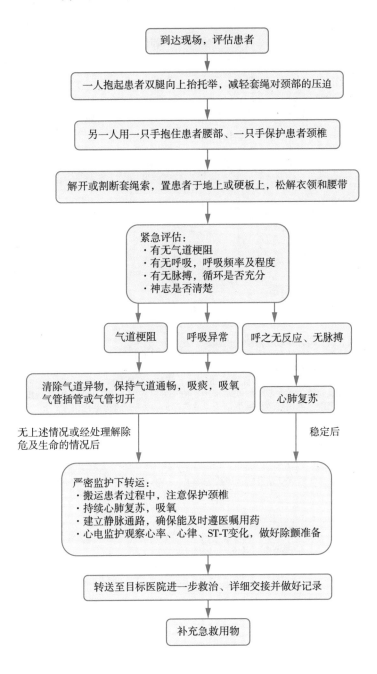

到达现场，评估患者

一人抱起患者双腿向上抬托举，减轻套绳对颈部的压迫

另一人用一只手抱住患者腰部、一只手保护患者颈椎

解开或割断套绳索，置患者于地上或硬板上，松解衣领和腰带

紧急评估：
· 有无气道梗阻
· 有无呼吸，呼吸频率及程度
· 有无脉搏，循环是否充分
· 神志是否清楚

| 气道梗阻 | 呼吸异常 | 呼之无反应、无脉搏 |

清除气道异物，保持气道通畅，吸痰，吸氧
气管插管或气管切开

心肺复苏

无上述情况或经处理解除
危及生命的情况后

稳定后

严密监护下转运：
· 搬运患者过程中，注意保护颈椎
· 持续心肺复苏，吸氧
· 建立静脉通路，确保能及时遵医嘱用药
· 心电监护观察心率、心律、ST-T变化，做好除颤准备

转送至目标医院进一步救治、详细交接并做好记录

补充急救用物

第十九节　急性有机磷中毒院前急救流程

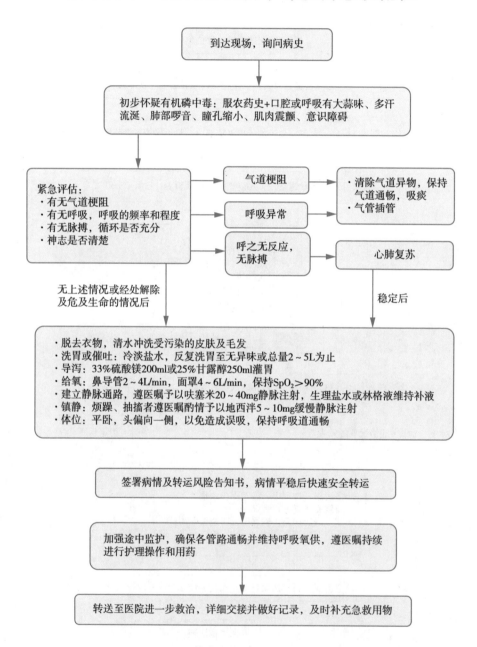

到达现场，询问病史

初步怀疑有机磷中毒：服农药史+口腔或呼吸有大蒜味、多汗流涎、肺部啰音、瞳孔缩小、肌肉震颤、意识障碍

紧急评估：
·有无气道梗阻
·有无呼吸，呼吸的频率和程度
·有无脉搏，循环是否充分
·神志是否清楚

气道梗阻

呼吸异常

呼之无反应，无脉搏

·清除气道异物，保持气道通畅，吸痰
·气管插管

心肺复苏

无上述情况或经处解除及危及生命的情况后

稳定后

·脱去衣物，清水冲洗受污染的皮肤及毛发
·洗胃或催吐：冷淡盐水，反复洗胃至无异味或总量2～5L为止
·导泻：33%硫酸镁200ml或25%甘露醇250ml灌胃
·给氧：鼻导管2～4L/min，面罩4～6L/min，保持SpO₂＞90%
·建立静脉通路，遵医嘱予以呋塞米20～40mg静脉注射，生理盐水或林格液维持补液
·镇静：烦躁、抽搐者遵医嘱酌情予以地西泮5～10mg缓慢静脉注射
·体位：平卧，头偏向一侧，以免造成误吸，保持呼吸道通畅

签署病情及转运风险告知书，病情平稳后快速安全转运

加强途中监护，确保各管路通畅并维持呼吸氧供，遵医嘱持续进行护理操作和用药

转送至医院进一步救治，详细交接并做好记录，及时补充急救用物

第二十节　一般急性中毒院前急救流程

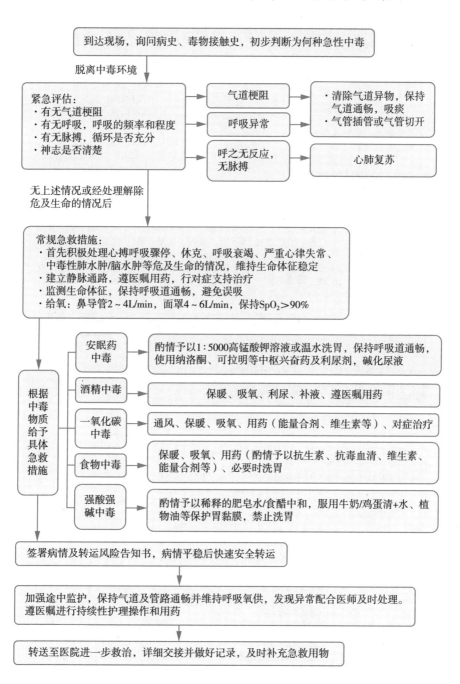

第二十一节　铅、苯、汞急性中毒院前急救流程

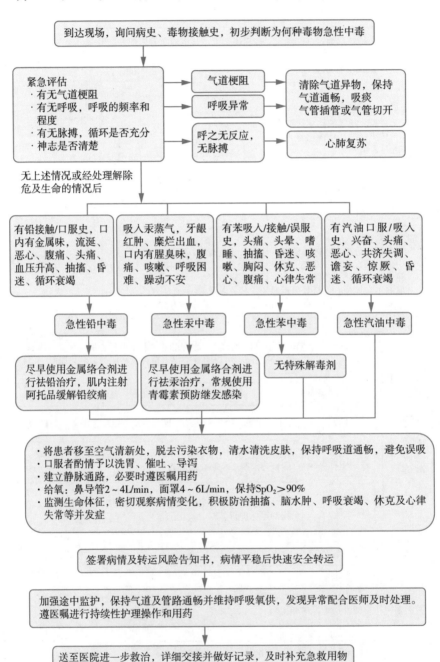

到达现场，询问病史、毒物接触史，初步判断为何种毒物急性中毒

紧急评估
· 有无气道梗阻
· 有无呼吸，呼吸的频率和程度
· 有无脉搏，循环是否充分
· 神志是否清楚

气道梗阻

呼吸异常

清除气道异物，保持气道通畅，吸痰气管插管或气管切开

呼之无反应，无脉搏

心肺复苏

无上述情况或经处理解除危及生命的情况后

有铅接触/口服史，口内有金属味，流涎、恶心、腹痛、头痛、血压升高、抽搐、昏迷、循环衰竭

吸入汞蒸气，牙龈红肿、糜烂出血，口内有腥臭味，腹痛、咳嗽、呼吸困难、躁动不安

有苯吸入/接触/误服史，头痛、头晕、嗜睡、抽搐、昏迷、咳嗽、胸闷、休克、恶心、腹痛、心律失常

有汽油口服/吸入史，兴奋、头痛、恶心、共济失调、谵妄、惊厥、昏迷、循环衰竭

急性铅中毒

急性汞中毒

急性苯中毒

急性汽油中毒

尽早使用金属络合剂进行祛铅治疗，肌内注射阿托品缓解铅绞痛

尽早使用金属络合剂进行祛汞治疗，常规使用青霉素预防继发感染

无特殊解毒剂

· 将患者移至空气清新处，脱去污染衣物，清水清洗皮肤，保持呼吸道通畅，避免误吸
· 口服者酌情予以洗胃、催吐、导泻
· 建立静脉通路，必要时遵医嘱用药
· 给氧：鼻导管2~4L/min，面罩4~6L/min，保持SpO_2>90%
· 监测生命体征，密切观察病情变化，积极防治抽搐、脑水肿、呼吸衰竭、休克及心律失常等并发症

签署病情及转运风险告知书，病情平稳后快速安全转运

加强途中监护，保持气道及管路通畅并维持呼吸氧供，发现异常配合医师及时处理。遵医嘱进行持续性护理操作和用药

送至医院进一步救治，详细交接并做好记录，及时补充急救用物

第二十二节 急性药物中毒院前急救流程

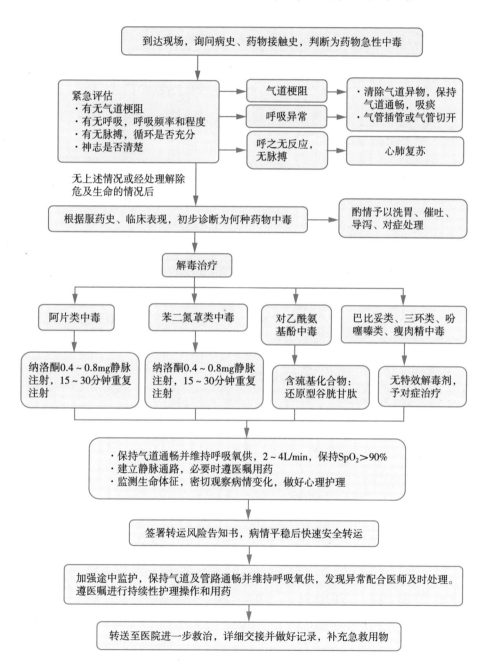

第二十三节　颅脑创伤院前急救流程

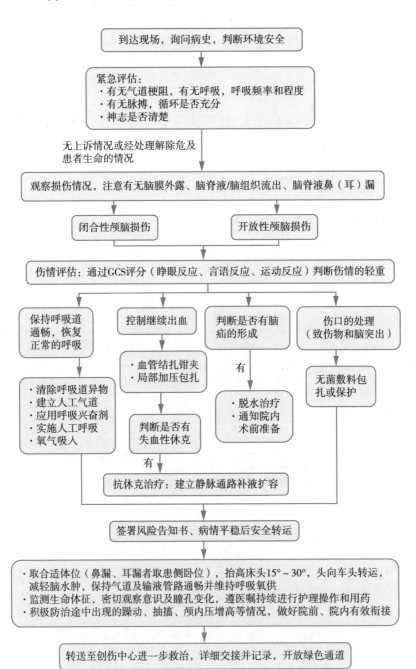

到达现场，询问病史，判断环境安全

紧急评估：
· 有无气道梗阻，有无呼吸，呼吸频率和程度
· 有无脉搏，循环是否充分
· 神志是否清楚

无上诉情况或经处理解除危及
患者生命的情况

观察损伤情况，注意有无脑膜外露、脑脊液/脑组织流出、脑脊液鼻（耳）漏

闭合性颅脑损伤　　　　开放性颅脑损伤

伤情评估：通过GCS评分（睁眼反应、言语反应、运动反应）判断伤情的轻重

保持呼吸道通畅，恢复正常的呼吸　　控制继续出血　　判断是否有脑疝的形成　　伤口的处理（致伤物和脑突出）

· 血管结扎钳夹
· 局部加压包扎

有

无菌敷料包扎或保护

· 清除呼吸道异物
· 建立人工气道
· 应用呼吸兴奋剂
· 实施人工呼吸
· 氧气吸入

判断是否有失血性休克

· 脱水治疗
· 通知院内术前准备

有

抗休克治疗：建立静脉通路补液扩容

签署风险告知书、病情平稳后安全转运

· 取合适体位（鼻漏、耳漏者取患侧卧位），抬高床头15°～30°，头向车头转运，减轻脑水肿，保持气道及输液管路通畅并维持呼吸氧供
· 监测生命体征，密切观察意识及瞳孔变化，遵医嘱持续进行护理操作和用药
· 积极防治途中出现的躁动、抽搐、颅内压增高等情况，做好院前、院内有效衔接

转送至创伤中心进一步救治，详细交接并记录，开放绿色通道

第二十四节　胸部创伤院前急救流程

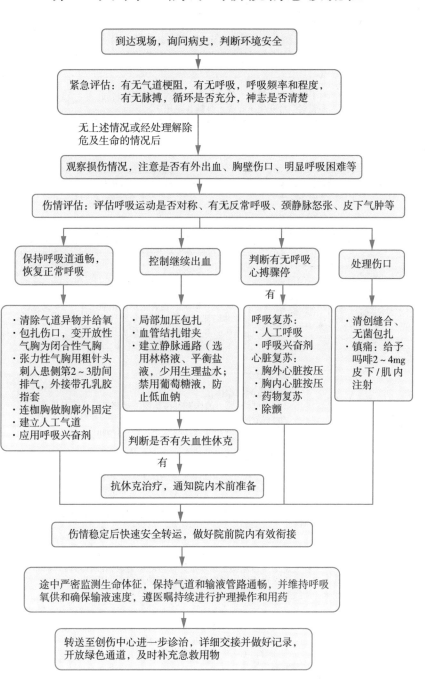

到达现场，询问病史，判断环境安全

紧急评估：有无气道梗阻，有无呼吸，呼吸频率和程度，有无脉搏，循环是否充分，神志是否清楚

无上述情况或经处理解除危及生命的情况后

观察损伤情况，注意是否有外出血、胸壁伤口、明显呼吸困难等

伤情评估：评估呼吸运动是否对称、有无反常呼吸、颈静脉怒张、皮下气肿等

保持呼吸道通畅，恢复正常呼吸

控制继续出血

判断有无呼吸心搏骤停

处理伤口

有

- 清除气道异物并给氧
- 包扎伤口，变开放性气胸为闭合性气胸
- 张力性气胸用粗针头刺入患侧第2～3肋间排气，外接带孔乳胶指套
- 连枷胸做胸廓外固定
- 建立人工气道
- 应用呼吸兴奋剂

- 局部加压包扎
- 血管结扎钳夹
- 建立静脉通路（选用林格液、平衡盐液，少用生理盐水；禁用葡萄糖液，防止低血钠

- 呼吸复苏：
  - 人工呼吸
  - 呼吸兴奋剂
- 心脏复苏：
  - 胸外心脏按压
  - 胸内心脏按压
  - 药物复苏
  - 除颤

- 清创缝合、无菌包扎
- 镇痛：给予吗啡2～4mg皮下/肌内注射

判断是否有失血性休克

有

抗休克治疗，通知院内术前准备

伤情稳定后快速安全转运，做好院前院内有效衔接

途中严密监测生命体征，保持气道和输液管路通畅，并维持呼吸氧供和确保输液速度，遵医嘱持续进行护理操作和用药

转送至创伤中心进一步诊治，详细交接并做好记录，开放绿色通道，及时补充急救用物

第二十五节 腹部创伤院前急救流程

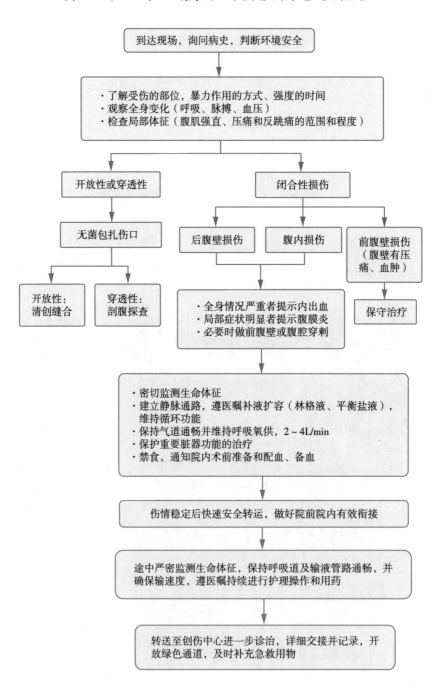

到达现场，询问病史，判断环境安全

· 了解受伤的部位，暴力作用的方式、强度的时间
· 观察全身变化（呼吸、脉搏、血压）
· 检查局部体征（腹肌强直、压痛和反跳痛的范围和程度）

开放性或穿透性

闭合性损伤

无菌包扎伤口

后腹壁损伤

腹内损伤

前腹壁损伤（腹壁有压痛、血肿）

开放性：清创缝合

穿透性：剖腹探查

· 全身情况严重者提示内出血
· 局部症状明显者提示腹膜炎
· 必要时做前腹壁或腹腔穿刺

保守治疗

· 密切监测生命体征
· 建立静脉通路，遵医嘱补液扩容（林格液、平衡盐液），维持循环功能
· 保持气道通畅并维持呼吸氧供，2～4L/min
· 保护重要脏器功能的治疗
· 禁食，通知院内术前准备和配血、备血

伤情稳定后快速安全转运，做好院前院内有效衔接

途中严密监测生命体征，保持呼吸道及输液管路通畅，并确保输速度，遵医嘱持续进行护理操作和用药

转送至创伤中心进一步诊治，详细交接并记录，开放绿色通道，及时补充急救用物

第二十六节　骨折院前急救流程

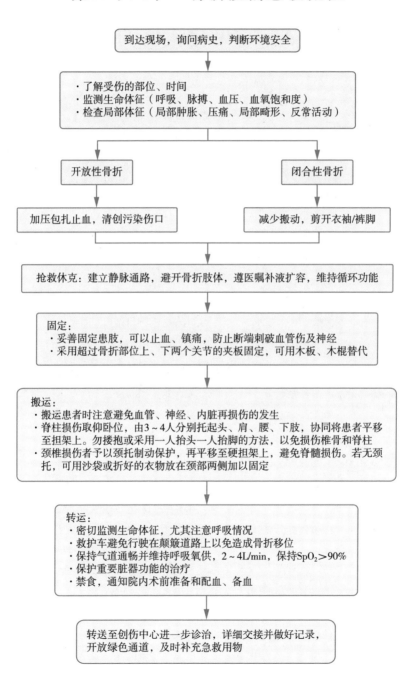

到达现场，询问病史，判断环境安全

· 了解受伤的部位、时间
· 监测生命体征（呼吸、脉搏、血压、血氧饱和度）
· 检查局部体征（局部肿胀、压痛、局部畸形、反常活动）

开放性骨折　　　　　　　　　　闭合性骨折

加压包扎止血，清创污染伤口　　　减少搬动，剪开衣袖/裤脚

抢救休克：建立静脉通路，避开骨折肢体，遵医嘱补液扩容，维持循环功能

固定：
· 妥善固定患肢，可以止血、镇痛，防止断端刺破血管伤及神经
· 采用超过骨折部位上、下两个关节的夹板固定，可用木板、木棍替代

搬运：
· 搬运患者时注意避免血管、神经、内脏再损伤的发生
· 脊柱损伤取仰卧位，由3～4人分别托起头、肩、腰、下肢，协同将患者平移至担架上。勿搂抱或采用一人抬头一人抬脚的方法，以免损伤椎骨和脊柱
· 颈椎损伤者予以颈托制动保护，再平移至硬担架上，避免脊髓损伤。若无颈托，可用沙袋或折好的衣物放在颈部两侧加以固定

转运：
· 密切监测生命体征，尤其注意呼吸情况
· 救护车避免行驶在颠簸道路上以免造成骨折移位
· 保持气道通畅并维持呼吸氧供，2～4L/min，保持SpO$_2$＞90%
· 保护重要脏器功能的治疗
· 禁食，通知院内术前准备和配血、备血

转送至创伤中心进一步诊治，详细交接并做好记录，开放绿色通道，及时补充急救用物

附录A　常见化验值的意义

表A-1　血液分析

项目	应用	正常值
促肾上腺皮质激素（ACTH）	皮质功能异常的病因检查	＜10pmol/L
白蛋白	水化、营养不良、蛋白质代谢紊乱及肝病	32～45g/L
碱性磷酸酶（ALP）	肝胆或骨疾病	男性（22～120岁）：30～110U/L 女性（22～120岁）：30～110U/L
丙氨酸转氨酶（ALT）	肝损害	新生儿：＜50U/L 成人：＜35U/L
淀粉酶	急性胰腺炎	根据检验方法变化（25～130U/L）
阴离子间隙	酸中毒病因的鉴别诊断	8～16mmol/L（4～13mmol/L，如果不包括钾）
天冬氨酸转氨酶（AST）	肝损害	新生儿：＜80U/L 成人：＜40U/L
剩余碱（动脉血气）	酸碱平衡失调的代谢产物	−3～＋3mmol/L
碳酸氢根离子（HCO_3^-）	酸碱平衡失调的代谢产物	成人（18～120岁）：22～32mmol/L
胆红素	肝胆疾病、溶血	总胆红素：＜20μmol/L 直接胆红素：＜7μmol/L
钙（Ca^{2+}）	高钙血症/低钙血症	成人（18～120岁）：2.1～2.6mmol/L 白蛋白矫正后血清钙18～120岁：2.1～2.6mmol/L 游离钙（18～120岁）：1.16～1.3mmol/L
碳氧血红蛋白	一氧化碳结合物	正常血红蛋白总数0.2%～2%，严重吸烟者可达8.5%
氯离子（Cl^-）	酸碱平衡失调病因的诊断	成人（18～120岁）：95～110mmol/L

续　表

项目	应用	正常值
胆固醇	血脂指标	总量：≤ 4.0mmol/L 高密度脂蛋白：1.0 ～ 2.2mmol/L（女性） 　　　　　　　0.9 ～ 2.0mmol/L（男性） 治疗目标值：> 1.0mmol/L 低密度脂蛋白：2.0 ～ 3.4mmol/L 治疗目标值：< 2.5mmol/L
肌酸激酶（CK）	心肌损害的诊断	新生儿：70 ～ 380U/L 成年女性：30 ～ 180U/L 成年男性：60 ～ 120U/L
肌酸激酶同工酶（CK-MB）	心肌损害的诊断	CK-MB 0 ～ 10U/L；CK 值 0 ～ 5%
肌酐	肾功能指标，部分肾小球滤过功能	成年男性（19 ～ 60 岁）：60 ～ 110μmol/L 成年女性（19 ～ 120 岁）：45 ～ 90μmol/L
血糖	高血糖 / 低血糖	禁食血糖：3.0 ～ 5.4mmol/L 随机血糖：3.0 ～ 7.7mmol/L
铁	铁缺乏或过量	根据检验方法变化
乳酸	酸中毒产物	禁食动脉血：0.3 ～ 0.8mmol/L 禁食静脉血：0.3 ～ 1.3mmol/L
乳酸脱氢酶（LDH）	肝脏疾病诊断标准	成年人正常值：120 ～ 125U/L
镁（Mg）	低镁血症	成人（18 ～ 120 岁）：0.7 ～ 1.1mmol/L
肌红蛋白（血清）	肌肉组织损害指标	< 55μg/L
渗透压	酒精、甲醇等中毒监测	新生儿：270 ～ 290mmol/kg 成人：275 ～ 295mmol/kg
磷酸盐（PO_4）	肾衰竭、甲亢、甲减及代谢性骨疾病	成人（18 ～ 20 岁）：0.75 ～ 1.65mmol/L 成人（20 ～ 120 岁）：0.75 ～ 1.5mmol/L
钾（K）	高钾血症 / 低钾血症	成人（18 ～ 120 岁）：3.5 ～ 5.2mmol/L
总蛋白	包括白蛋白和球蛋白，诊断低白蛋白血症和营养不良相关性疾病	新生儿：40 ～ 75g/L 儿童（< 2 岁）：50 ～ 75g/L 成人：60 ～ 80g/L
钠	水电解质指标	成人（18 ～ 120 岁）：135 ～ 145mmol/L

续 表

项目	应用	正常值
甘油三酯	血脂指标	＜1.7mmol/L（禁食）
肌钙蛋白Ⅰ或肌钙蛋白T	心肌梗死标志物	正常监测无
尿素氮	肾功能指标	新生儿：1～4mmol/L 成人：3～8mmol/L
活化凝血时间（ACT）	肝素治疗	根据治疗方案而定
活化部分凝血活酶时间（APTT）	凝血功能障碍、肝素治疗监测指标	根据检验方法变化，通常25～35s
抗凝血酶Ⅲ（ATⅢ）	血栓性疾病的检测	根据检验方法变化，ATⅢ活性检测：80%～120%（正常血浆） 免疫测定法：0.2～0.4g/L
出血时间	出血性疾病的诊断，如血友病	关于出血风险评估请结合凝血功能、血小板功能及血小板聚集测定
D-二聚体	反映纤维蛋白溶解，以及可能DIC的诊断标准	根据检验方法变化
血红蛋白	贫血	儿童（6～59月龄）：≥110g/L 儿童（5～11岁）：≥115g/L 儿童（12～14岁）：≥120g/L 女性（≥15岁）：≥120g/L 妊娠期女性：≥110g/L 男性（≥15岁）：≥130g/L
国际标准化比值（INR）	抗凝治疗指标	取决于临床治疗，通常为2.0～3.0应当用于机械瓣膜的患者目标值达到4.5
血细胞比容（Hct）	贫血	婴儿（3月龄）：32%～44% 儿童（3～6月龄）：36%～44% 儿童（10～12岁）：37%～45% 成年女性：37%～47% 成年男性：40%～54%
血纤维蛋白溶酶原	凝血性疾病检测指标，如静脉血栓	50%～150%
血小板计数	出血性疾病检测指标	（150～400）×10^9/L

续 表

项目	应用	正常值
凝血酶原时间（PT）	维生素 K 等凝血因子缺乏	根据检验方法变化。通常 PT：11～15s
红细胞计数（RBC）	贫血	成年女性：（3.8～5.8）×10^{12}/L
		成年男性：（4.5～6.5）×10^{12}/L
凝血酶时间（TT）	继发性或遗传性凝血功能紊乱	根据检验方法变化，通常 14～16s
白细胞计数（WBC）	感染或炎症反应	成人：（4.0～10.0）×10^9/L

表A-2 尿常规检查

项目	应用	正常值
白蛋白	糖尿病肾病、肾病	正常值：＜30mg/g.Cr
		微蛋白尿：30～300mg/g.Cr
		微白蛋白尿：＞300mg/g.Cr
钙	肾结石	2.5～7.5mmol/24h
		禁食尿：
		男性：0.04～0.45mol/mol.Cr
		女性：0.10～0.58mol/mol.Cr
氯化物	电解质紊乱中氯化物的代谢产物	与摄入量相关，通常 100～250mmol/24h
游离皮质醇	肾上腺皮质功能亢进	100～300mmol/24h
内生肌酐清除率	肾小球滤过率计算	青年人＞70ml/min，30 岁后每年下降 0.5ml/min
镁	尿液中镁的丢失	2.5～8.0mmol/24h（与摄入量相关）
肌红蛋白	横纹肌溶解诊断	正常情况无
渗透压	肾病、尿崩症、抗利尿激素分泌失调综合征	50～1200mmol/kg
钾	低钾血症中尿钾丢失的鉴别诊断	40～100mmol/24h（与摄入量相关）
蛋白质	肾病	＜150mg/24h
		妊娠期：250mg/24h
钠	低钠血症原因	在无急性肾小管坏死的低钠血症或失血性休克中，尿钠应＜20mmol/L，钠的部分排泄应＜1.5%。如果细胞外液量和血浆钠正常，尿钠应等于摄入量减去非肾损失，通常为 75～300mmol/24h
尿素氮	肾功能指标，偶尔作为肠外营养患者氮平衡的评价指标	420～720mmol/24h

表 A-3　血气分析

项目	正常值
动脉血	
pH	7.35 ～ 7.45
动脉氧分压（PaO_2）	11.0 ～ 13.5kPa（80 ～ 100mmHg）（随年龄变化）
动脉二氧化碳分压（$PaCO_2$）	4.6 ～ 6.0kPa（35 ～ 45mmHg）
血氧饱和度（SaO_2）	＞94%
静脉血	
pH	7.34 ～ 7.42
静脉氧分压（PvO_2）	37 ～ 42mmHg
静脉二氧化碳分压（$PvCO_2$）	42 ～ 50mmHg
血氧饱和度（SvO_2）	＞70%

附录B 急诊科常用评分表

表B-1 格拉斯哥昏迷评分量表

项目	刺激	患者反应	评分（分）
睁眼（E）	自发	自己睁眼	4
	语言	呼叫时睁眼	3
	疼痛	疼痛刺激时睁眼	2
		任何刺激不睁眼	1
		如因眼肿、骨折等不能睁眼，应以"C"（closed）表示	C
言语反应（V）	语言	能正确会话	5
		语言错乱，定向障碍	4
		说话能被理解，但无意义	3
		能发出声音，但不能被理解	2
		不发声	1
		因气管插管或切开而无法正常发声，以"T"（tube）表示	T
		平素有言语障碍史，以"D"（dysphasic）表示	D
运动反应（M）	口令	能执行简单的命令	6
	疼痛	疼痛时能拨开医师的手	5
		对疼痛刺激有反应，肢体会回缩	4
		对疼痛刺激有反应，肢体会弯曲，呈去皮质强直姿势	3
		对疼痛刺激有反应，肢体会伸直，呈去大脑强直姿势	2
		对疼痛无任何反应	1
			总分

注：15分，意识清楚；12～14分，轻度意识障碍；9～11分，中度意识障碍；3～8分，昏迷。记录方式：如果在18：30测得评分为9分，其中E 2分，V 4分，M 3分，则计为GCS 9（2＋4＋3）18：30或者GCS 9＝E2＋V4＋M3 at 18：30。选评判时的最好反应计分。注意运动评分左侧、右侧可能不同，用较高的分数进行评分。只有患者GCS评分达到15分时才有可能配合检查者进行认知功能评定。最高分为15分，最低分为3分，分数越低则意识障碍越重。3～8分以下为重度损伤，预后差；9～12分中度损伤；13～15分轻度损伤。改良的GCS评分应记录最好反应/最差反应和左侧/右侧运动评分。

表B-2　RASS评分

表现	分数（分）
患者有攻击性、有暴力行为	＋4
患者非常躁动，试着拔出呼吸管、胃管或静脉点滴	＋3
患者躁动焦虑，身体移动，无法配合呼吸	＋2
患者不安焦虑，焦虑紧张但身体只有轻微的移动	＋1
患者清醒平静	0
患者昏昏欲睡，没有完全清醒，但可以保持清醒超过10秒	−1
患者轻度镇静，无法维持清醒超过10秒	−2
患者中度镇静，对声音有反应	−3
患者重度镇静，对身体刺激有反应	−4
患者昏迷，对声音及身体刺激都无反应	−5

注：−2～0分，浅镇静；−5～−3分，深度镇静。

表B-3　行为疼痛量表（BPS）

疼痛行为相关指标	1分	2分	3分	4分
面部表情	放松	无疼痛相关发声	完全紧张	扭曲
上肢运动	无活动	部分弯曲	手指、上肢完全弯曲	完全回缩
机械通气顺应性（插管）	完全能耐受	呛咳，大部分时间能耐受	对抗呼吸机	不能控制通气
发声（非插管）	无疼痛相关发声	呻吟≤3次/分且每次持续时间≤3秒	呻吟＞3次/分或每次持续时间＞3秒	咆哮或使用"哦""哎呦"等言语抱怨，或摒住呼吸

注：即从面部表情、上肢运动及机械通气顺应性3个疼痛相关行为指标方面进行评估。评估患者的疼痛程度时，每个条目根据患者的反应情况分别赋予1～4分，将3个条目的得分相加，总分为3～12分，总分越高说明患者的疼痛程度越高。

表 B-4　压疮危险因素评估表（Breden 评分法）

评分内容	评分及依据			
	2分	2分	2分	2分
感觉：对压迫有关的不适感受能力	完全丧失	严重丧失	轻度丧失	未受损害
潮湿：皮肤暴露于潮湿的程度	持久潮湿	十分潮湿	偶尔潮湿	很少发生
活动：身体活动程度	卧床不起	局限于床上	偶尔步行	经常步行
活动能力：改变和控制体位能力	完全不能	严重限制	轻度限制	不受限
营养：通常摄食情况	恶劣	不足	适当	良好
摩擦和剪力	有	有潜在危险	无	

注：15～18分，轻度危险；13～14分，中度危险；10～12分，高度危险；＜9分，极度危险。

表 B-5　深静脉血栓形成（DVT）的临床可能性评估（Wells 评分）

临床特征	分数（分）
活动性癌症（患者在6个月内接受过癌症治疗或近期接受过姑息治疗）	1
下肢瘫痪，轻瘫或下肢石膏固定	1
近期卧床≥3天或12周内接受过全麻或局麻的大手术	1
沿深静脉分布区的局限性触痛	1
整个下肢水肿	1
小腿肿胀，周径超过无症状一侧3cm（测量位置：胫骨粗隆下10cm）	1
局限于患侧下肢的凹陷性水肿	1
侧支浅表静脉形成（非静脉曲张）	1
DVT病史	1
与DVT诊断可能性相当或更有可能的其他诊断	−2

注：≤0分，低度可能性；1～2分，中度可能性；≥3分，高度可能性。如果双侧下肢均有症状，则以症状较重的一侧为准。

表 B-6　NRS-2002营养风险筛查表

营养状况			疾病严重程度（≈需要量的增加）		
无	0分	正常营养状态	无	0分	
轻度	1分	3个月内体重丢失＞5%；或前一周的食物摄入低于正常食物需求的50%～75%	轻度	1分	骨盆骨折、慢性疾病有急性并发症；肝硬化、慢性阻塞性肺疾病、长期血液透析、糖尿病、恶性肿瘤
中度	2分	2个月内体重丢失＞5%；或体重指数在18.5～20.5，且基本营养状况差；或前一周的食物摄入量为正常食物需求量的25%～60%	中度	2分	腹部大手术、脑卒中、重症肺炎、血液系统恶性肿瘤
严重	3分	1个月内体重丢失＞5%（3个月内＞15%）；或体重指数＜18.5且基本营养状况差；或前一周的食物摄入量为正常食物需求量的0～25%	严重	3分	头部损伤、骨髓移植、ICU患者（APACHE Ⅱ＞10）
得分			得分		
年龄		如果年龄≥70岁，在总分基础上加1分	总分：		

注：≤3分，需每周复评营养风险；＞3分，表明患者有营养不良或有营养风险；＞5分，存在营养高风险。

表 B-7　日常生活评定量表（Barthel评分法）

评分内容	评分及依据			
	15分	10分	5分	0分
进食		完全独立	需部分帮助	完全依赖
洗澡			完全独立	完全依赖
修饰			完全独立	完全依赖
穿衣		完全独立	需部分帮助	完全依赖
控制大便		完全独立	需部分帮助	需极大帮助
控制小便		完全独立	需部分帮助	需极大帮助
如厕		完全独立	需部分帮助	需极大帮助
床椅转移	完全独立	需部分帮助	需极大帮助	完全依赖
平地行走	完全独立	需部分帮助	需极大帮助	完全依赖
上下楼梯		完全独立	需部分帮助	需极大帮助